Pilates

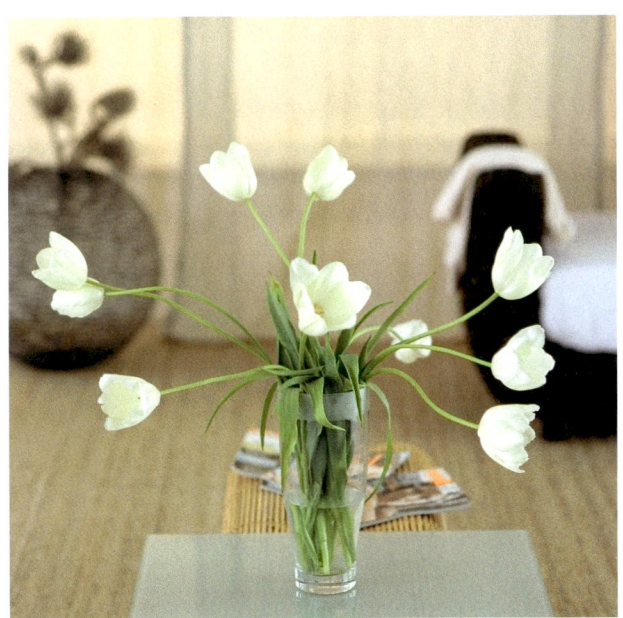

Das Übungsbuch

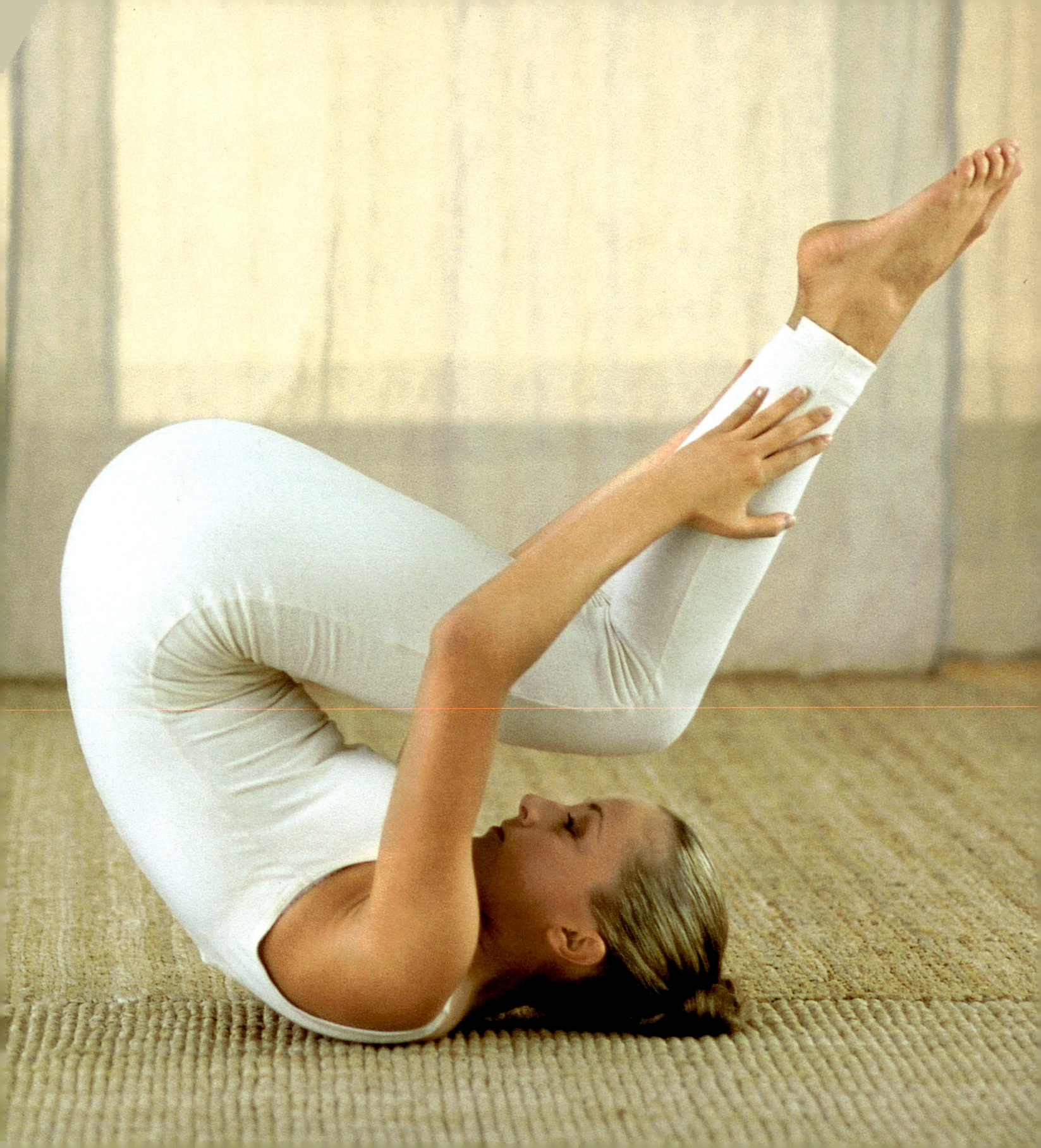

Uschi Moriabadi

Pilates

Das Übungsbuch

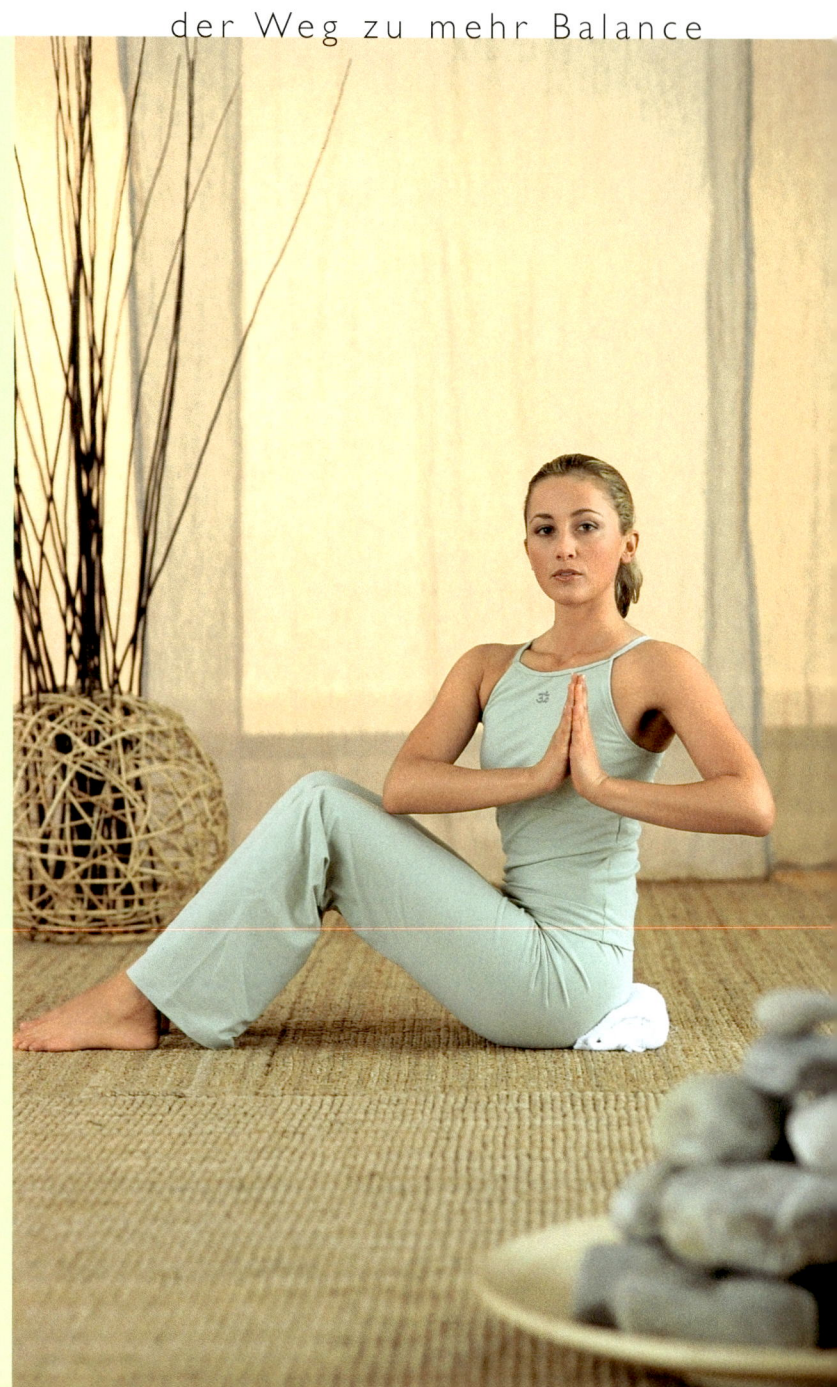

Inhalt

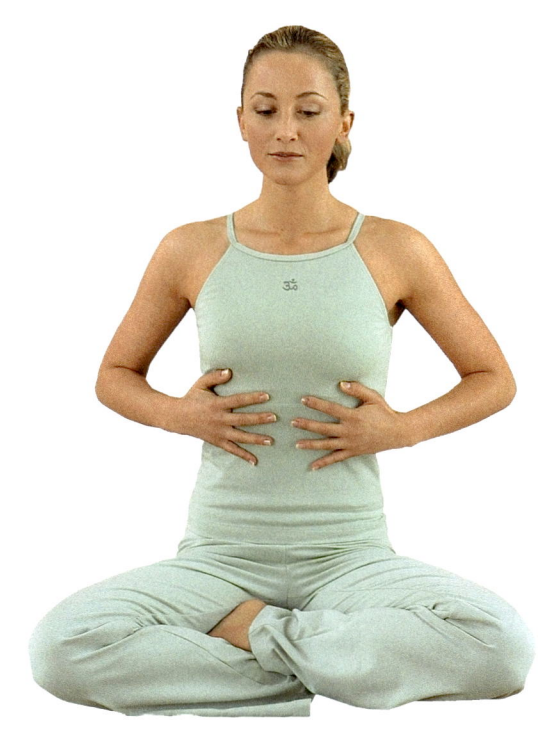

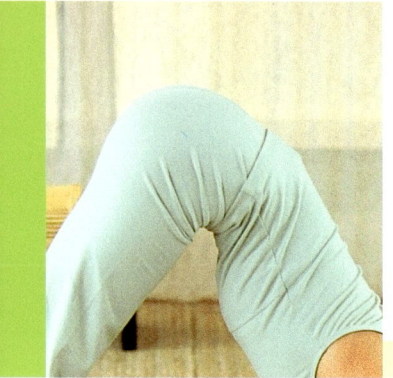

Vorwort

Liebe Leserinnen und Leser!

Sie wollen etwas für sich tun und interessieren sich für Pilates? Dann ist dieses Buch genau das richtige für Sie. Ich werde Ihnen auf den nächsten Seiten zeigen, wie Sie mithilfe der speziellen Trainingsmethode von Joseph Pilates durch gezieltes Training der Körpermitte Ihre Haltung verbessern, Ihre Körpersensibilität erhöhen und über Konzentration zur Ruhe kommen.

Joseph Pilates kombinierte Übungen aus der klassischen Gymnastik, dem Yoga und verschiedenen Kampfsportarten zu einer einzigartigen Trainingsmethode und prägte sie durch seine ganz persönlichen Trainingsprinzipien.

In diesem Buch stelle ich Ihnen neben dem theoretischen Hintergrund dieser so erfolgreichen Methode die wichtigsten Pilates-Übungen vor, gebe Ihnen Hinweise zur richtigen Ausführung und beschreibe Ihnen zum Abschluss meine »magischen Fünf« – das sind die fünf Übungsreihen, mit denen ich persönlich zu Hause trainiere und die meine Klienten inzwischen schätzen und lieben gelernt haben.

Mich persönlich begleitet die Pilates-Trainingsmethode seit vielen Jahren in meinem beruflichen wie auch in meinem privaten Leben. Schon früh habe ich die speziellen Übungen im Ballettunterricht kennen gelernt und damals – noch unbewusst – meine aufrechte Körperhaltung entwickelt. Die Pilates-Methode ist für mich persönlich ein Weg, um über die Konzentration auf die Übungen zu Harmonie und innerer Ruhe zu finden und dabei gleichzeitig meinen Körper in Form zu halten. Ähnlich empfinden es auch viele meiner Klienten.

Zu Beginn ist die Skepsis gegenüber dieser »ruhigen« Methode oft noch sehr groß, doch bereits nach einer Stunde weiß jeder, wovon die Rede ist.

Es tut einfach gut, seinen ganzen Körper zu spüren – Muskeln kennen zu lernen, von deren Existenz man vorher gar nichts wusste – und trotz Körpertraining mental zu entspannen. Die Muskeln werden auf sanfte Art und Weise gekräftigt und gedehnt, die Gelenke mobilisiert und der ganze Organismus mit Sauerstoff versorgt. Wenn Sie es schaffen, jeden Tag mindestens zwei oder drei Pilates-Übungen nach den Anleitungen in diesem Buch durchzuführen, werden Sie schon nach einigen Wochen eine positive Veränderung an Ihrer Haltung beobachten können. Probieren Sie es aus.

Viel Spaß und Erfolg mit »Pilates« wünscht Ihnen
Uschi Moriabadi

Hier verschiedene Statements von Menschen, die Pilates seit einiger Zeit durchführen:

»Aus all den Angeboten, die ein Fitness-Studio zu bieten hat, habe ich Pilates als das ideale Training für mich ausgewählt und zu einem festen Bestandteil des Vormittags gemacht. Dadurch beginne ich den Tag mit der nötigen inneren Ruhe und dem guten Gefühl, vom Scheitel bis zur Sohle mit einer starken Körpermitte alles für mich getan zu haben, was mein Körper neben einem Ausdauertraining braucht.«

Anja Buecker, zweifache Mutter

»Pilates-Training bedeutet für mich zur Ruhe zu kommen, zu entspannen und gleichzeitig meine Wirbelsäule sowohl zu stabilisieren als auch zu mobilisieren. Danach fühle ich mich fit für den Alltag.«

Katrin Niekerke, 35 Jahre

»Oft werde ich von meinen Kunden gefragt: ›Gehen Sie mehr als zweimal die Woche ins Fitnesstraining?‹ Für mich ist diese Frage jedes Mal ein Kompliment und ich antworte gern mit einem Lächeln: ›Ich? Ich gehe gar nicht ins Fitnesstraining, ich mache ab und zu Pilates.‹ Es gibt bis heute kein Fitnessgerät auf der Welt, das mir Ganzkörpertraining und Entspannung zugleich bietet. Egal, wann, wo und wie viel ich trainieren will, mit der Pilates-Methode habe ich ein spürbares Ganzkörpertraining und gewissermaßen mein persönliches Fitness-Studio dabei.«

Milton Apostolidis, Personal Trainer

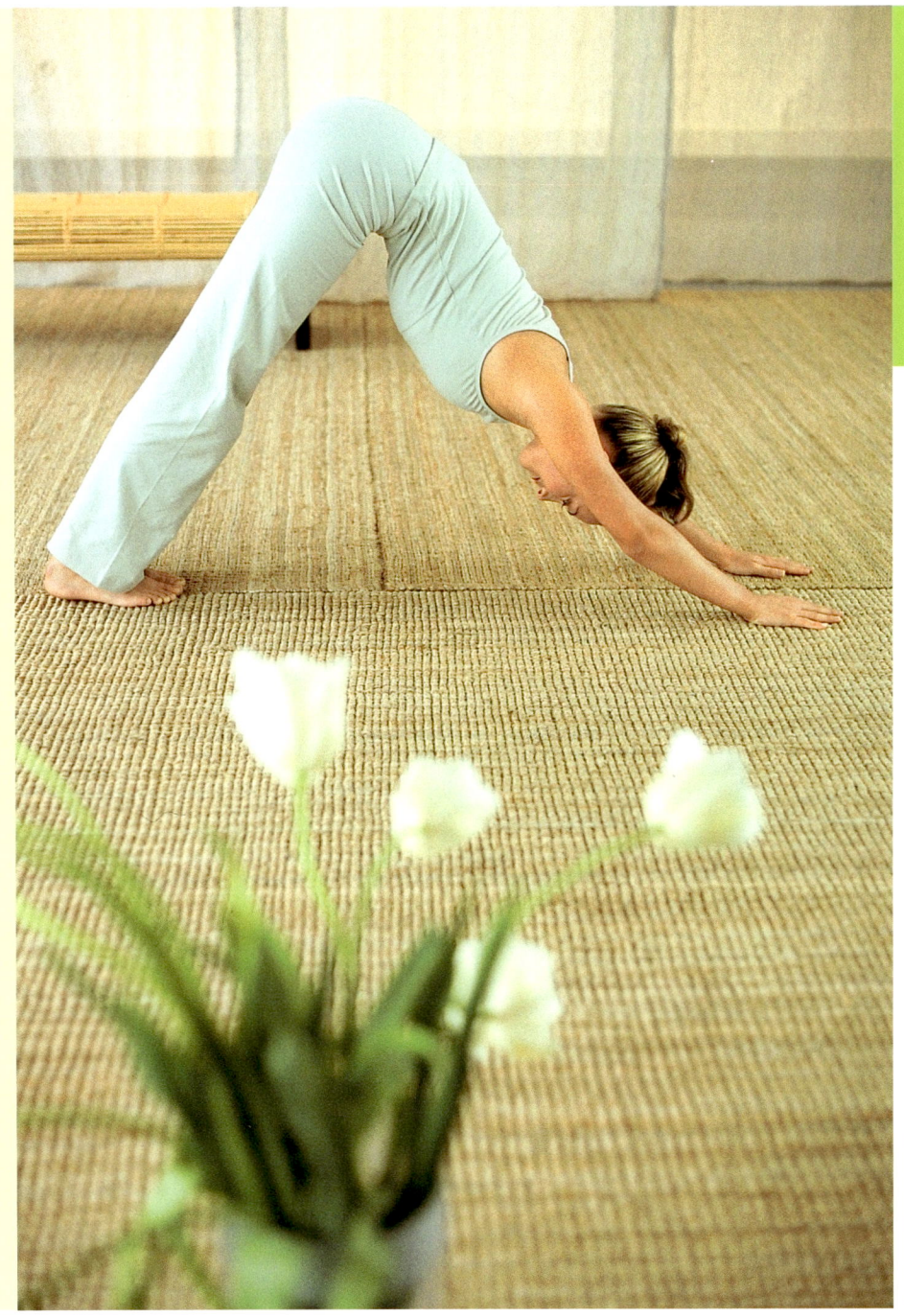

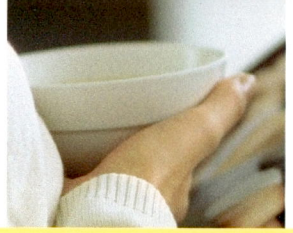

Die Hinter-gründe

Was verbirgt sich hinter Pilates?

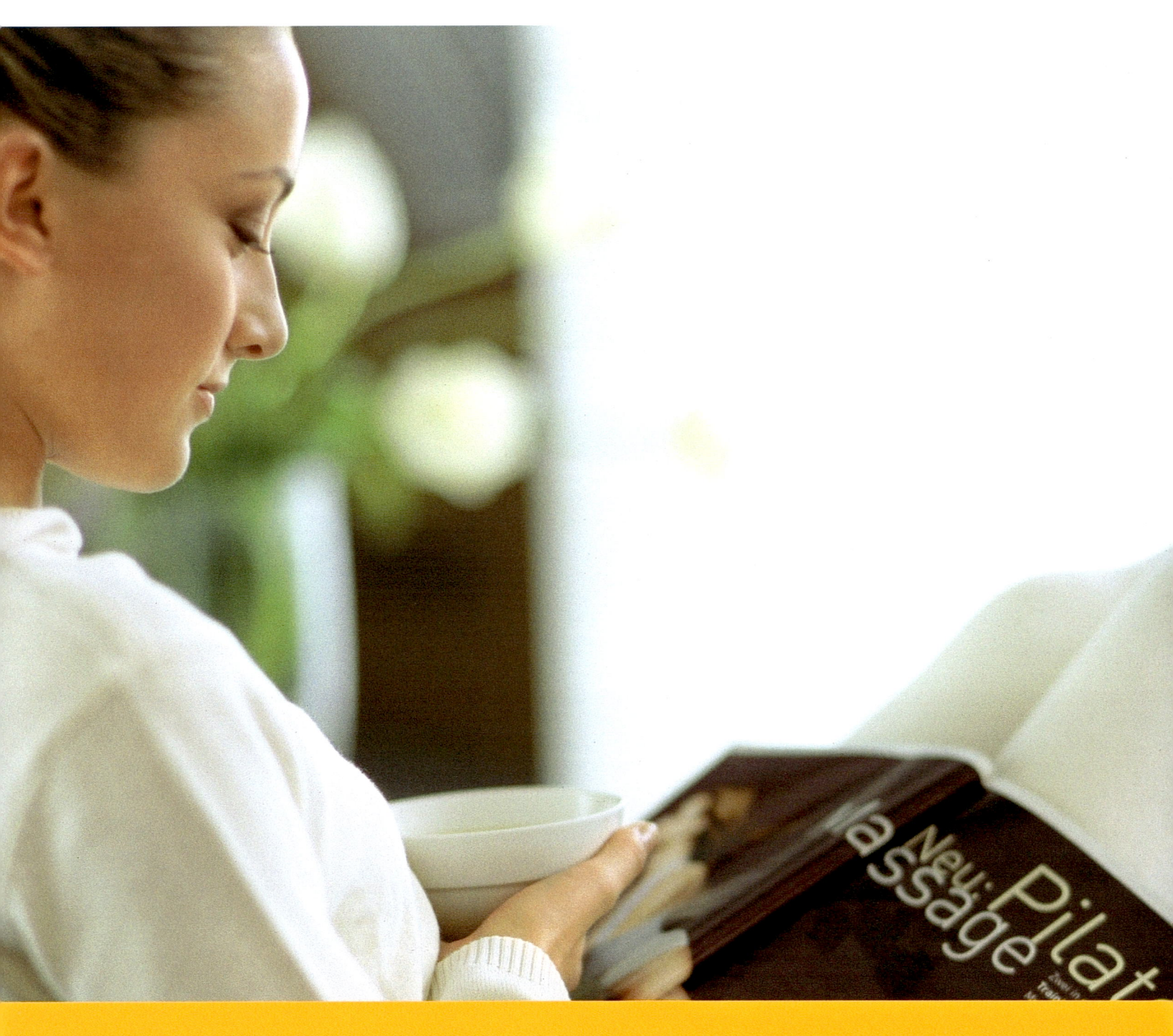

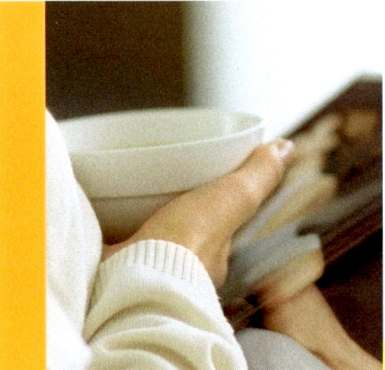

Einführung
und Geschichte

Pilates – ganzheitliches Training für mehr Balance

In der heutigen Zeit ist für viele Menschen die Suche nach der inneren Balance sehr wichtig geworden. Unsere schnelle, teilweise sogar hektische Lebensweise, die enorm hohen Anforderungen im Beruf und teilweise auch in der Familie bringen das »Gefüge Mensch« durcheinander und aus dem Gleichgewicht. Der Körper reagiert mit Beschwerden und Schmerz, dem Geist fehlt Ruhe und Konzentration, die Seele fühlt sich bedrückt. Daraus erwächst der Wunsch nach Ausgeglichenheit und innerer Ruhe. Vielleicht hatten Sie dieses Gefühl auch schon einmal?

Die Wege zu dieser Balance sind sehr unterschiedlich und individuell sehr verschieden. Das alleinige Trainieren Ihres Körpers oder das alleinige Entspannen Ihres Geistes werden nicht ausreichen, um das Ziel zu erreichen. Es ist entscheidend, einen ganzheitlichen und umfassenden Ansatz zu wählen, um Ihr persönliches Gleichgewicht zu finden. Körper, Geist und Seele müssen gemeinsam und im Wechselspiel angesprochen werden.

Mit dem Kauf dieses Buches haben Sie sich – vielleicht unterbewusst – bereits für den ganzheitlichen Ansatz entschieden. Schon in wenigen Wochen werden Sie bei konsequenter Anwendung eine Veränderung an Ihrer Haltung – vielleicht sogar an Ihrem Wohlbefinden feststellen können.

Was ist Pilates?

Die Pilates-Methode ist ein umfassendes System von Übungen, die sowohl körperliche Komponenten wie Kraft, Beweglichkeit und Koordination trainieren als auch Ihre Konzentration fördern. Sie wurde von Joseph Pilates (1880–1967) entwickelt. Charakteristisch für diese Methode ist, dass in einer unvergleichbaren Art und Weise gleichzeitig Körper und Geist gefordert werden und Sie während des Trainings erleben, wie sich eine Harmonie in Ihnen ausbreitet. Sie werden mit Pilates bereits nach kurzer Zeit ein neues Körpergefühl entwickeln. Die Muskulatur in Ihrem Körperzentrum wird stärker und damit wird sich Ihre Haltung deutlich verbessern. Ihre Gelenke werden beweglicher, Rückenschmerzen werden der Vergangenheit angehören. Durch die gesteigerte körperliche und geistige Fitness wird sich auch Ihre Lebensfreude steigern.

Joseph Pilates

Joseph Pilates wurde 1880 in Deutschland geboren. Er litt in seiner Kindheit an Rachitis und Asthma und verwendete viel Energie darauf, seinen geschwächten Körper durch die verschiedensten Bewegungstechniken zu stärken. Sowohl fernöstliche Methoden wie Yoga und Tai Chi als auch westliche Gymnastik, Geräteturnen und andere Sportarten halfen ihm, seinen Allgemeinzustand zu verbessern, und er entwickelte nach und nach seine ganz individuelle Trainingsmethode. Ziel seines Denkansatzes war es, die Kontrolle seines Geistes über seinen Körper zu erreichen, und so benannte er seine Bewegungstechnik auch »the Art of Contrology«.

Joseph Pilates wurde bei Ausbruch des Ersten Weltkriegs in England interniert und trainierte schon bald mit seinen Mitgefangenen. Aufgrund ihrer trainierten Körper und ihres gestärkten Allgemeinzustandes überstanden sie im Jahr 1918 völlig unbeschadet eine schwere Grippeepidemie. Gegen Ende des Krieges arbeitete Pilates als Sanitäter in einem Krankenhaus und entwickelte dort seine Bewegungstechnik weiter: Er setzte bei seinen gehbehinderten Patienten etwas modifizierte Krankenbetten, die durch zusätzliche Federungen und das Anbringen von Tüchern bzw. Seilen »aufgerüstet« wurden, als Trainingsgeräte ein. Schon bald konnten die

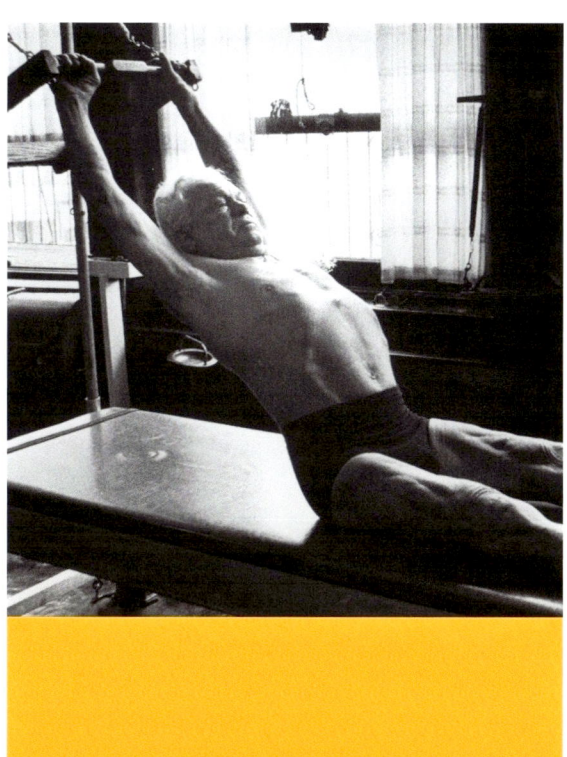

Ärzte feststellen, dass die Genesung ihrer Patienten schneller als bislang üblich voranschritt. Die speziellen Pilates-Geräte (»Reformer«), mit denen heute trainiert wird, sind im Grunde eine Weiterentwicklung der damaligen Krankenbetten. Im Jahr 1926 verließ Joseph Pilates Europa und wanderte in die USA aus.

Auf der Überfahrt lernte er seine Frau Clara, eine Krankenschwester, kennen und eröffnete mit ihr ein eigenes Studio in New York. Schon bald fand er begeisterte Anhänger. Vorwiegend Tänzer und Schauspieler schwören seit den 20er-Jahren auf Pilates. Bereits in den Anfangszeiten von Pilates nutzten die Choreographen Martha Graham und George Balanchine die Vorteile seiner ganzheitlichen Trainingsmethode. Auch in Europa ist die Pilates-Methode unter den Tänzern schon lange bekannt. In der breiten Öffentlichkeit ist die steigende Popularität von Pilates erst seit ungefähr 5 bis 6 Jahren zu beobachten. Dazu beigetragen hat sicherlich, dass Madonna, Uma Thurman und viele andere Berühmtheiten und Stars von dem Erfolg der Pilates-Methode überzeugt sind und darüber in den Medien berichten. Pilates wird heute besonders in Fitness- und Gesundheitsstudios, Volkshochschulen und Vereinen angeboten. Einige wenige Studios haben sich in den Großstädten auf die Pilates-Methode spezialisiert und bieten auch Personal Training am »Reformer« an.

Für Sie persönlich kann dieses Buch der Einstieg in das Pilates-Training bedeuten, unabhängig davon, ob Sie allein zu Hause trainieren wollen oder in der Gruppe. Sie erhalten auf den folgenden Seiten umfassende Informationen zu Pilates und eine Sammlung der wichtigsten Grundübungen auf der Matte. Um langfristig einen optimalen Erfolg zu erzielen, sollten Sie nach einiger Zeit Ihre Übungsausführung von einem »Pilates-Profi« (z. B. einem Personal Trainer im Pilates-Studio) überprüfen lassen. Diese Investition wird sich für Sie lohnen. Viel Erfolg!

TIPP

Nehmen Sie sich Papier und Stift zur Hand und notieren Sie kurz:

— Warum haben Sie dieses Buch gekauft?

— Wie ist Ihr momentaner körperlicher Zustand?

— Wie würden Sie Ihren Allgemeinzustand mit wenigen Worten beschreiben?

Nun legen Sie diesen Zettel als Lesezeichen in Ihr Pilates-Buch. Bei jedem Öffnen des Buches werden Sie an diese Zeilen erinnert. Vergleichen Sie immer wieder Ihren derzeitigen Allgemeinzustand mit der Ausgangssituation.

Ziele der Pilates-Methode

Joseph Pilates hatte das Ziel, seinen eigenen Körper zu beherrschen, um so zu einem glücklichen Leben zu finden. Die alten Römer und Griechen waren von dem Motto »In einem gesunden Körper wohnt ein gesunder Geist« überzeugt. Und wir? Wer von Ihnen möchte nicht auch noch im Alter jung und glücklich sein, es vielleicht schaffen, noch 20 Jahre lang so fit wie mit 40 zu bleiben? Alle diese Denkansätze haben im Grunde genommen das gleiche große Ziel – gesund und glücklich alt zu werden. Ein ausgewogener, trainierter Körper ist resistenter gegenüber physischen und psychischen Belastungen des alltäglichen Lebens und ermöglicht Ihnen ein leichteres Leben. Die Pilates-Methode hat das Ziel, eine körperliche Stabilität auszubilden, die das Zentrum aller darum stattfindenden Bewegungen ist. Es sollen kräftige, geschmeidige Muskeln entwickelt werden, die durch Ihren Geist gelenkt werden können. Auf dem Weg zum »großen Ziel« werden dabei viele kleine Teilziele auf drei verschiedenen Ebenen verfolgt.

Physiologische Ebene

Auf der physiologischen Ebene finden sich alle körperlichen Faktoren.

Durch regelmäßiges Pilates-Training werden Sie die **Dehnfähigkeit** Ihrer Muskeln und die **Mobilität** in Ihren Gelenken verbessern. In der

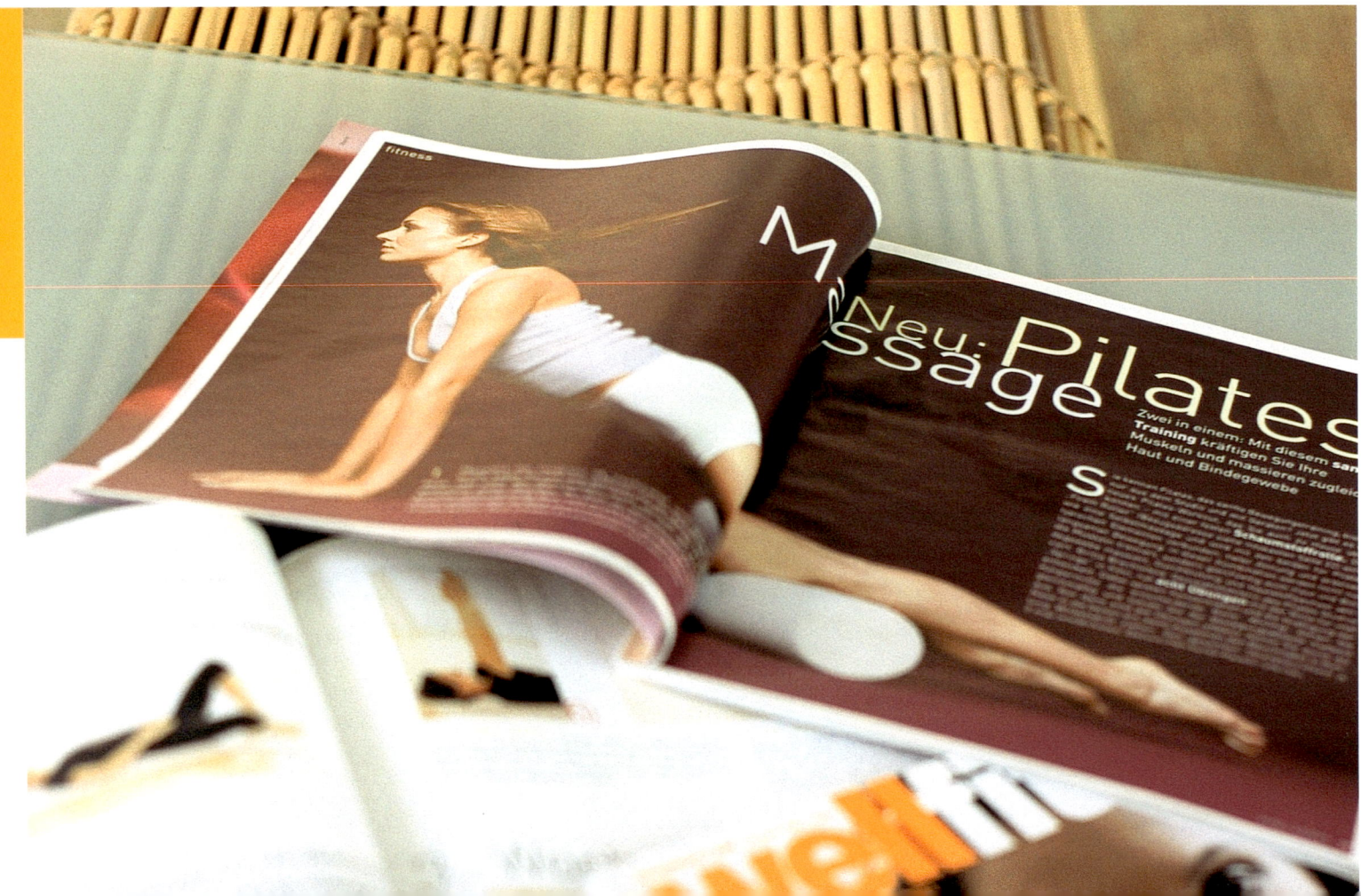

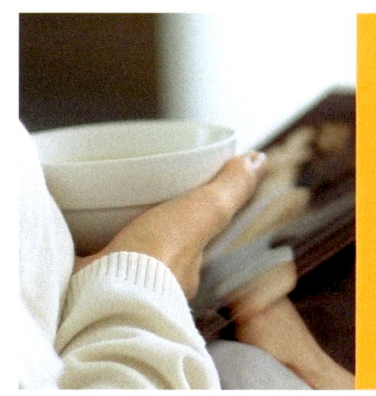

Folge können Sie Ihre Alltagsbewegungen mit einem größeren Bewegungsradius ausführen und in kritischen Situationen, wie z. B. bei einem Sturz, flexibler reagieren. Man spricht von einer gesteigerten Verletzungsprophylaxe.

2 Die **Muskelkraft**, mit der Sie Bewegungen ausführen, wird durch Pilates im ganzen Körper gesteigert.

3 Auch die **Muskelausdauer** verbessert sich. Das bedeutet, dass Ihre Muskeln lernen, über lange Zeit leistungsfähig zu sein.

4 Durch die bewusste und intensive Pilates-Atmung und die geschmeidigen Ganzkörperbewegungen wird Ihre **Herz-Kreislauf-Tätigkeit** optimiert und damit die kardiopulmonale Leistungsfähigkeit gesteigert.

Motorische Ebene

Auf der motorischen Ebene läuft das Zusammenspiel zwischen Muskeln und Nerven ab, das bei jeder Bewegung des menschlichen Körpers erforderlich ist.

1 Durch die bewusste Bewegungsausführung der Pilates-Übungen wird Ihre **Körperspannung** verbessert.

2 Ein entscheidendes Ziel von Pilates ist eine **saubere, aufrechte Körperhaltung**. Durch das gezielte Training der Rumpfstabilisatoren und der allmählichen Optimierung des Körpergefühls werden Sie diese erreichen und können so den weit verbreiteten klassischen Haltungsschwächen Rund- und Hohlrücken entgegenwirken.

3 Ihre **intra- und intermuskuläre Koordination**, also das Nerv-Muskel-Zusammenspiel in Ihrem Körper, wird besonders durch die langsame und bewusste Bewegungsausführung optimiert.

4 Durch das Zusammenarbeiten von Körper und Geist während der Ausführung der Pilates-Übungen

wird Ihr **Körpergefühl** verbessert. Sie werden spüren, wie sich die Sensibilität für Ihren gesamten Organismus erhöht.

5 Stärkere und geschmeidige Muskeln, besonders in der Körpermitte und ein gutes Körpergefühl verbessern Ihr **Gleichgewicht** und werden Ihnen helfen, in schwierigen Situationen die Balance zu halten.

6 Nach einiger Zeit des regelmäßigen Trainings werden Ihre Bewegungen generell **ästhetischer** aussehen. Sie können Ihre Muskeln durch das gesteigerte Körpergefühl effektiver einsetzen.

Psychologische Ebene

Die psychologische Ebene hängt ganz eng mit den beiden vorher beschriebenen Ebenen zusammen, denn durch die Verbesserung der physiologischen und motorischen Faktoren werden Sie sich gut fühlen. Und dieses Wohlbehagen wirkt sich direkt positiv auf Ihre psychische bzw. emotionale Ebene aus – Sie werden das neue Körpergefühl genießen.

1 Durch das regelmäßige Training und die schnell auftretenden Erfolgserlebnisse wird sich Ihre gesamte **Grundstimmung** verbessern.

2 Ihre **Motivation**, etwas für Ihre Fitness zu tun, wird steigen.

3 Die körperliche und geistige Fitness, die Sie durch Pilates erreichen, lässt Ihre **Lebensfreude** größer werden.

4 Das Zusammenspiel von Körper und Geist beim Pilates-Training wird Ihre **Aufmerksamkeit** und Ihre **Konzentrationsfähigkeit** im Alltag steigern.

5 Durch Ihre positivere Grundstimmung und Ihre **gesteigerte Lebensfreude** werden Sie mehr Energie und Begeisterung empfinden können.

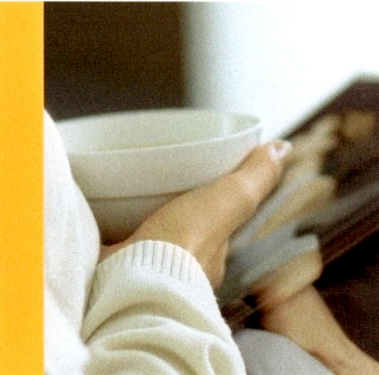

Pilates-Prinzipien

Das Fundament der Pilates-Methode

Die von Joseph Pilates eigens entwickelten, speziellen Trainingsprinzipien bilden das Fundament der Pilates-Methode. Sie ermöglichen – trotz vielschichtiger Einflüsse aus anderen Formen des Körpertrainings – eine Geschlossenheit innerhalb aller Pilates-Übungen. Diese Prinzipien können natürlich auch in anderen Trainingsformen angewendet werden – sie bereichern zweifellos jedes sportliche Training.

Konzentration

Die Konzentration ist ein Schlüsselelement der Pilates-Methode. Das Fokussieren auf jede Phase einer Bewegung, auf die arbeitenden Muskeln oder auf die einzelnen Prinzipien ermöglicht erst das Zusammenspiel von Geist und Körper. Lassen Sie sich beim Training von nichts und niemandem ablenken – konzentrieren Sie sich nur auf diese eine Sache, auf diese eine Übung. Beobachten Sie Ihren Körper.

Joseph Pilates war davon überzeugt, dass eine Übung, die nicht mit der nötigen Aufmerksamkeit durchgeführt wird, keinen gesundheitlichen Nutzen hat. Nur wenn Sie mit all Ihren Gedanken in Ihrem Körper verweilen und die Übung in vollem Bewusstsein für die Bewegung ausführen, werden Sie Erfolg haben.

Sie haben sicherlich schon irgendwo, irgendwann einmal trainiert, vielleicht ein Fitnesstraining durchgeführt. Können Sie sich daran erinnern, was Ihnen dabei durch den Kopf gegangen ist? Zum Beispiel beim 50-maligen Ausführen einer klassischen Bauchmuskelübung? Sie haben bestimmt krampfhaft die Wiederholungen gezählt, das Ende der Übung herbeigesehnt, den Schweiß geschmeckt und sich vielleicht noch auf die Musik oder die Anweisungen des Trainers konzentriert. Oder haben Sie die Bewegung genossen und waren mit all Ihren Gedanken bei sich selber?

Wenn Sie die im Buch beschriebenen Übungen mit voller Konzentration ausführen, werden Sie schon nach kurzer Zeit des Pilates-Trainings eine Veränderung an und in sich spüren: Ihre Konzentrationsfähigkeit während des Trainings wird sich schlagartig verbessern; Sie werden die Kraft Ihres Geistes erfahren, wenn Sie plötzlich spüren, dass Ihr Körper dort reagiert, wo Sie Ihre Gedanken hinlenken.

Kontrolle

Joseph Pilates bezeichnete sein persönliches Trainingssystem als »the Art of Contrology«. Er war der Ansicht, dass Bewegungen durch unsere Kontrolle und unseren

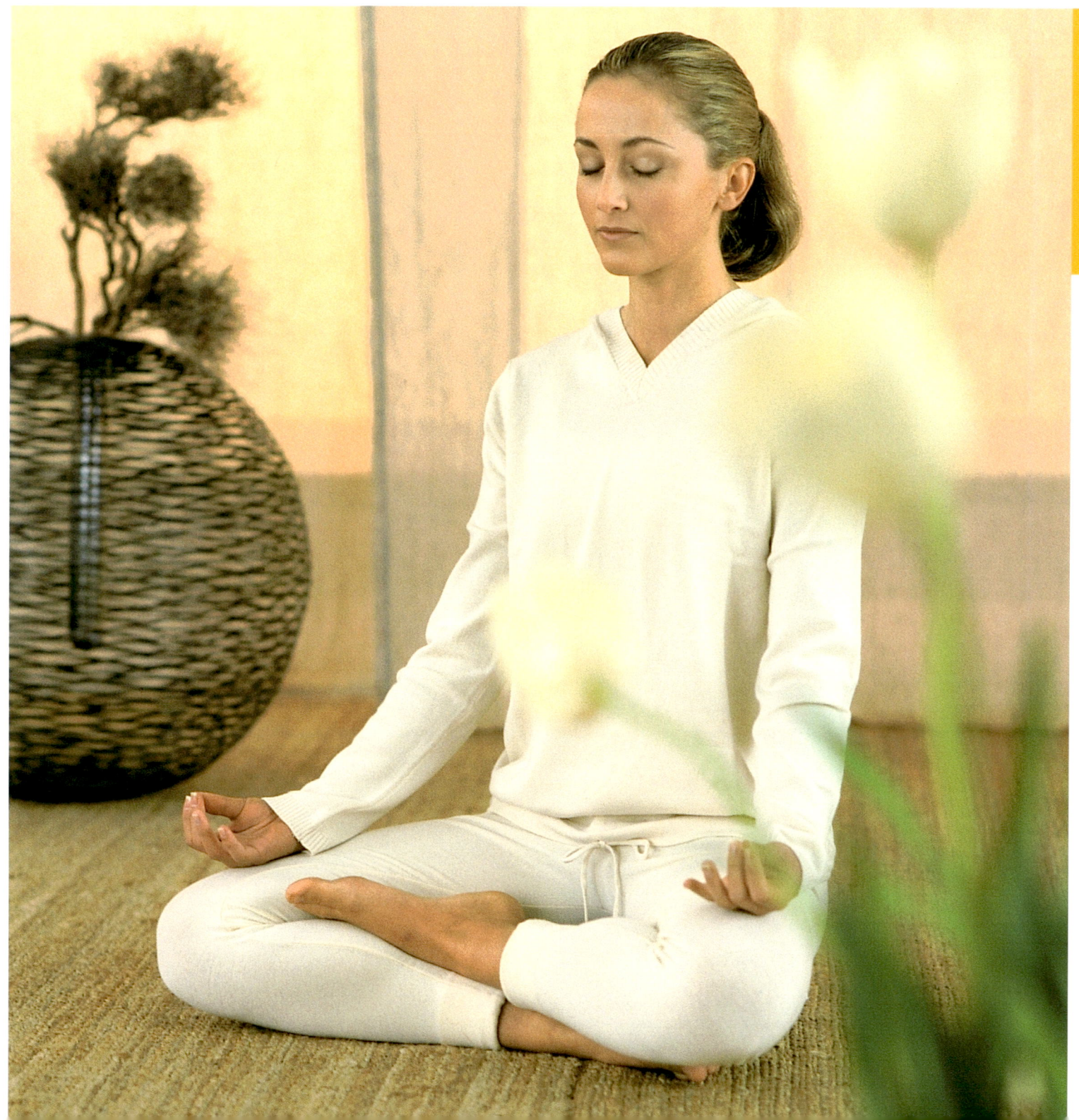

Willen gesteuert werden sollten und nicht einer spontanen Laune entspringen dürfen. Die Kontrolle über Ihren Körper, Ihre Atmung und Ihren Geist zu haben erscheint Ihnen vielleicht im Moment unmöglich – aber was ist die Alternative? Viele gesundheitliche Probleme, unter denen die Menschheit heute leidet, entstehen durch mangelnde Selbstkontrolle. So können unkontrollierte Bewegungen akut zu Verletzungen und mittelfristig zu Belastungsschäden führen. Eine »schlechte«, unkontrollierte Haltung, die über viele Jahre hinweg beibe-

halten wird, kann zu degenerativen Veränderungen der Wirbelsäule und zu Organschäden führen. Die Pilates-Methode wird Ihnen helfen, die Kontrolle über Körper und Geist wieder zu finden.

Bei der Ausführung der im dritten Kapitel beschriebenen Übungen fordert Pilates von Ihnen, dass Sie sich auf jede Phase der Bewegung konzentrieren und die Arbeit Ihrer Muskeln kontrollieren. Spüren Sie, wann Sie welche Muskeln anspannen müssen und wann Sie sich wieder entspannen. Schenken Sie dem aktiven (»konzentrischen«) Teil der Bewegung genauso viel Aufmerksamkeit wie dem bremsenden (»exzentrischen«) Teil. Das heißt: Die eigentliche Übung ist genauso wichtig wie das Zurückkehren in die Ausgangsposition. Joseph Pilates waren beide Teile der Bewegung sehr wichtig, denn unser Körper benötigt für die Alltagsbewegungen ebenfalls beide Muskelarbeitsweisen.

Führen Sie niemals eine Pilates-Übung nachlässig aus. Konzentrieren Sie sich und kontrollieren Sie Ihre Bewegung. Sie werden davon viel profitieren.

Zentrierung

Wollen Sie die Balance finden in Ihrem Leben, brauchen Sie eine »Zentrierung«, eine »Mitte« – aus der Mitte kommt die Kraft. Und aus der Mitte – genauer aus der Körpermitte – beginnen alle Pilates-Übungen.

Nach Joseph Pilates ist die Mitte des Körpers, genauer gesagt der Bereich rund um den Bauchnabel, der nach oben bis zu den Rippenbögen, in der Tiefe bis zum unteren Rücken und nach unten bis zum Gesäß reicht, ein zentraler Faktor für unsere geistige und körperliche Gesundheit. Er sprach in diesem Zusammenhang vom so genannten »Powerhouse« (siehe Seite 20). Ein starkes Powerhouse schützt Ihre Wirbelsäule, ermöglicht eine gute Haltung, sorgt für einen straffen Bauch und gibt Ihnen die nötige Stabilität im Alltag.

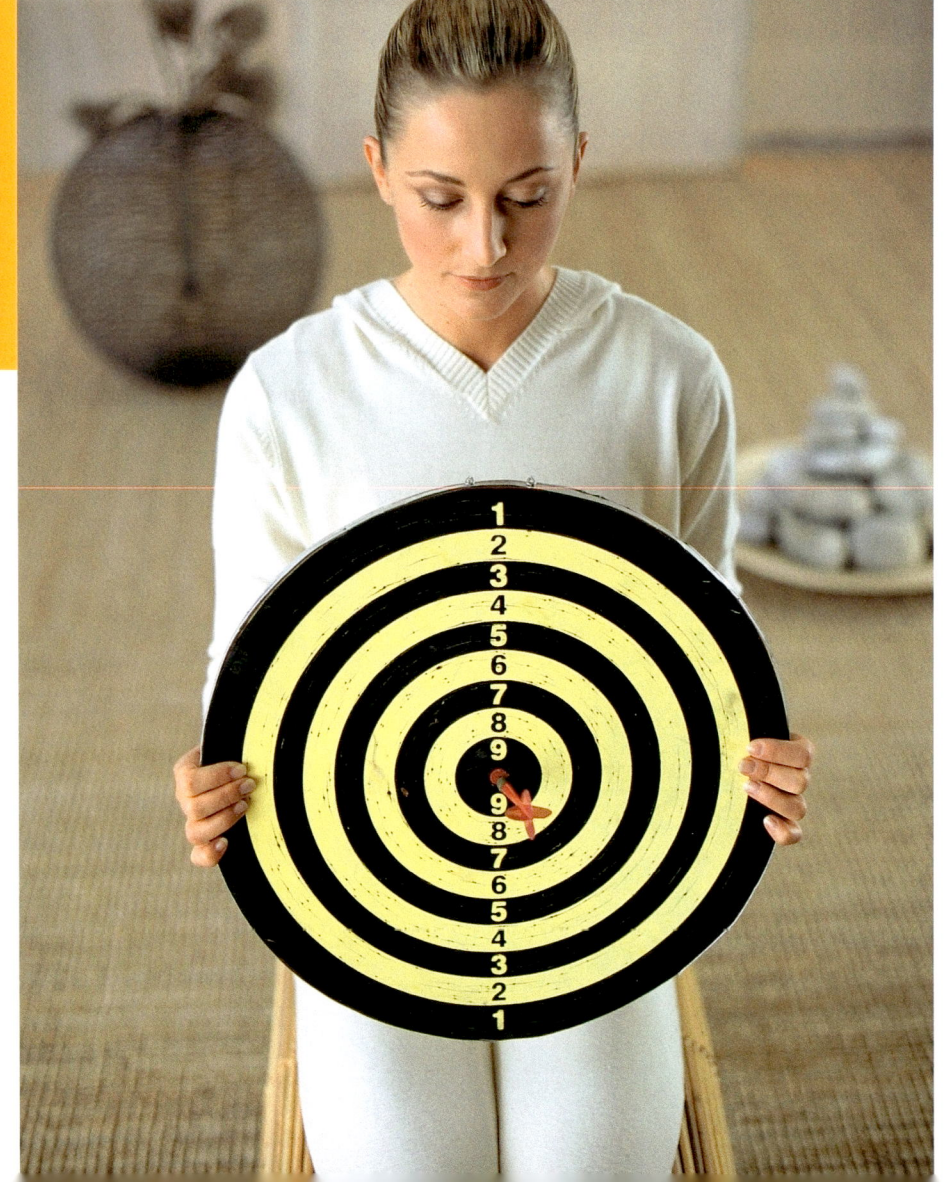

Jede Pilates-Übung beginnt mit der Zentrierung, mit dem Lenken der Aufmerksamkeit in die Körpermitte. Während der Bewegungsausführung bleibt das Power-house unser Fundament, indem es ein schützendes Korsett für unsere Wirbelsäule bildet.

Stehen Sie nun auf und wagen Sie einen ersten »Feld-versuch«. Stellen Sie sich mit geschlossenen Beinen auf-recht hin und schließen Sie Ihre Augen. Wie fühlt es sich an? Öffnen Sie nach einigen Minuten die Augen und schütteln Sie Arme und Beine kurz aus. Dann gehen Sie wieder in den aufrechten Stand, schließen die Augen und stellen sich nun in Ihren Gedanken vor, dass auf Ihrer Körpermitte eine Zielscheibe liegt. Der Mittelpunkt ist Ihr Bauchnabel. Konzentrieren Sie sich auf Ihr Zentrum. Wie ist nun Ihr Stand? Stabiler als im ersten Versuch? Oder haben Sie keinen Unterschied wahrgenommen? Wiederholen Sie den Versuch ruhig noch einmal.

Bewegungsfluss

Was die Pilates-Methode von anderen Trainingsmetho-den unterscheidet, ist die Ästhetik der Bewegung. Vielleicht hatten Sie schon einmal die Möglichkeit, bei einem Pilates-Training zuzuschauen? Es ist ein Genuss. Jede einzelne Bewegung hat einen spezifischen Anfangs- und Endpunkt, eine mittlere Bewegungsphase mit gleich-mäßiger Bewegungsgeschwindigkeit und einen flüssigen Übergang zur nächsten Bewegung. Mehrere Bewegungen hintereinander ausgeführt ergeben einen harmonischen Ablauf. Pilates-Übungen werden ohne Schwung, ohne Haken, nicht statisch und nicht isoliert ausgeführt. Weder die Geschwindigkeit der Bewegung noch die Wieder-holungszahl spielen eine Rolle. Es soll nur so viel Kraft aufgewendet werden, wie nötig ist.

Wollen Sie den Bewegungsfluss bei Ihrem Training spüren, müssen Sie die Übungen mit der nötigen Kon-zentration ausführen und die Körpermitte stabil halten.

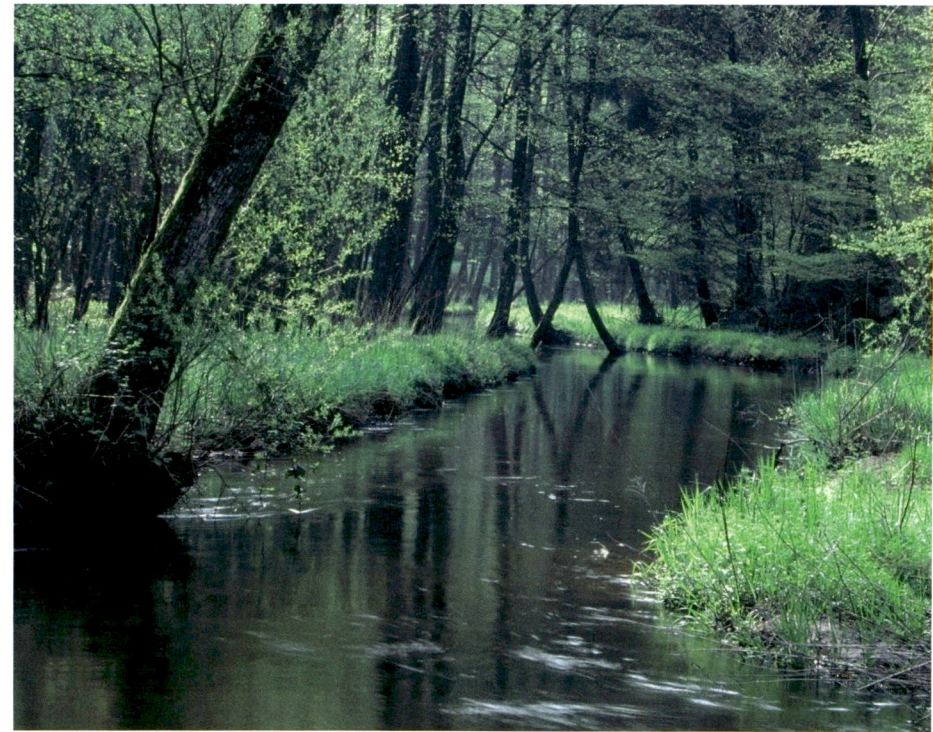

Die Bewegungen werden langsam und bewusst aus-geführt. Denken Sie daran: Fließt die Bewegung, kann auch Energie fließen, fließt Energie, so fühlen Sie sich im Fluss, Sie fühlen sich gut.

Folgende Übung soll Ihnen dieses Prinzip bewusst machen: Stellen Sie sich mit hüftbreit geöffneten Beinen auf einen festen Untergrund, die Knie sind leicht gebeugt, der Oberkörper aufrecht. Atmen Sie nun tief ein und rollen Sie mit dem Ausatmen Ihre Wirbelsäule nach unten ab bis Kopf, Arme und Oberkörper ganz ent-spannt in der Tiefhalte hängen. Hier atmen Sie wieder ein und rollen mit der Ausatmung wieder nach oben in den aufrechten Stand. Wiederholen Sie dieses Abrollen mehrmals. Sie werden spüren, wie die Bewegung immer »runder« und flüssiger wird. Ihr Rücken wird sich danach gut anfühlen.

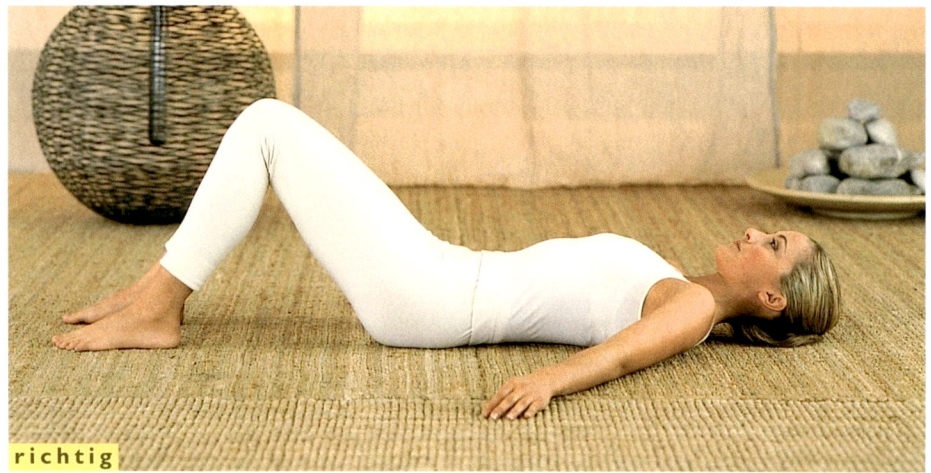

richtig

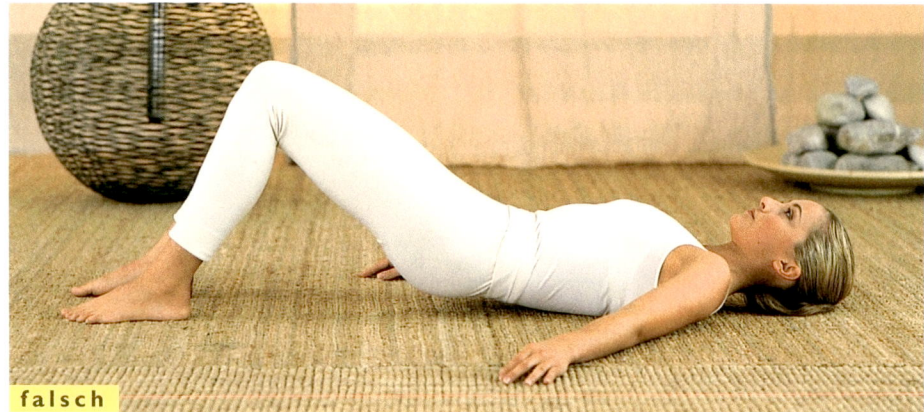

falsch

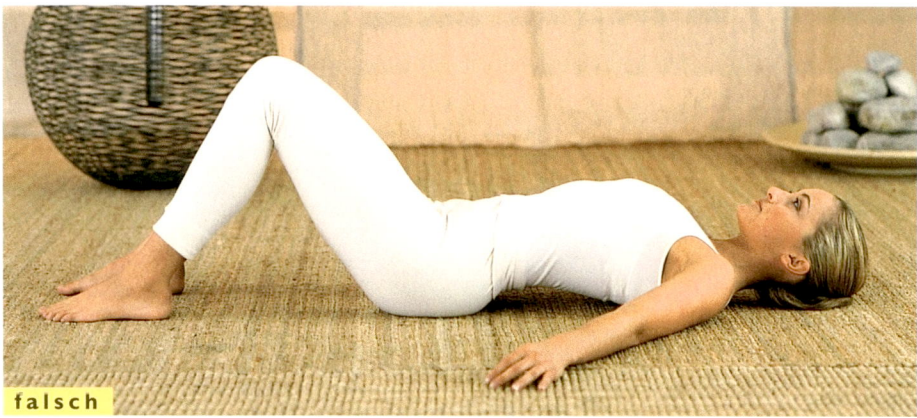

falsch

Bewegungspräzision

Im Pilates-Training geht Qualität vor Quantität. Jedes einzelne Detail einer Übung ist wichtig und sollte von Ihnen mit vollster Aufmerksamkeit bedacht werden. Oft sind die Übergänge zwischen richtiger und falscher Bewegungsausführung sehr klein, aber Sie werden lernen, Ihre ganze Aufmerksamkeit auf die Schlüsselelemente einer Bewegung zu richten. Bewegen Sie Ihren Körper so vorsichtig und behutsam wie eine teure Vase. Falls Sie im Training während der Bewegungsausführung von der vorgegebenen Ideallinie abweichen, kehren Sie langsam zum Ausgangspunkt zurück. Brechen Sie niemals eine Bewegung abrupt ab.

Entscheidend für eine präzise Bewegungsausführung ist die Platzierung von Becken, Schultern und Kopf. Schenken Sie diesen Körperbereichen beim Training immer große Beachtung. Der Kopf sollte in Verlängerung der Wirbelsäule sein, die Schultern weit weg von den Ohren und das Becken in einer neutralen Position. Das heißt, die natürliche doppel-S-förmige Krümmung der Wirbelsäule sollte erhalten bleiben.

Atmung

»Mit dem ersten Atemzug beginnt das Leben – mit dem letzten wird das Leben beendet.« Die Atmung spielt eine ganz entscheidende Rolle für Ihre Gesundheit. Durch eine vollständige Ein- und Ausatmung wird das Blut mit frischem Sauerstoff angereichert und die verbrauchte Luft und die entstandenen schädlichen Gase aus den Lungen herausgebracht. Sowohl unser Gehirn als auch unsere inneren Organe benötigen Sauerstoff, um eine optimale Leistung zu vollbringen. Die Zellerneuerung kann nur mit Sauerstoff stattfinden. Eine permanente Sauerstoffzufuhr ist für unseren Organismus unumgänglich.

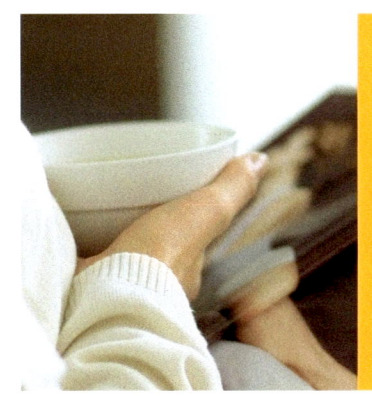

Die meisten Menschen heutzutage können nicht mehr »richtig« atmen. Durch Bewegungsmangel ist die Tätigkeit der Atemmuskulatur eingeschränkt, der Brustkorb ist unbeweglich und so kann nur noch flach geatmet werden. Das heißt, die Sauerstoffmenge, die eingeatmet werden kann, ist sehr gering und die verbrauchte Luft kann nicht vollständig ausgeamtet werden. Für Joseph Pilates war das Erlernen einer richtigen Atmung der erste Schritt im Training. Die Atmung gibt die Bewegungsgeschwindigkeit an, hilft die Bewegungen präzise auszuführen und unterstützt den Bewegungsfluss. Halten Sie während den Übungen niemals die Luft an. Machen Sie tiefe Atemzüge. Die spezielle Pilates-Atmung ist dreidimensional und findet hauptsächlich im Brustkorb statt. Bei der Einatmung sollen sich Ihre Rippen zur Seite, nach vorne und nach hinten öffnen und somit der einströmenden Luft viel Platz schaffen. Bei der nachfolgenden Ausatmung werden die Muskeln der Körpermitte – besonders die Bauchmuskeln – automatisch aktiviert. Als Grundregel gilt: In der Startposition einatmen und ausatmen, wenn die Bewegung beginnt.

Zu Beginn des Trainings wird es Ihnen oft schwer fallen, die Atmung genau so auszuführen, wie sie bei der Übung beschrieben ist. Verkrampfen Sie sich nicht. Atmen Sie in Ihrem eigenen Rhythmus weiter. Nach einiger Zeit werden Sie spüren, dass die Atmung ganz von alleine in der angegebenen Weise abläuft. Auch das Atmen muss geübt werden. Sie dürfen niemals bei den Pilates-Übungen »außer Atem« geraten.

Führen Sie nun die folgende Atemübung aus. Stellen Sie sich aufrecht hin und legen Sie Ihre Hände seitlich an Ihre Rippenbögen. Atmen Sie nun so durch die Nase ein, dass sich Ihre Rippen weit zur Seite öffnen, das heißt, der Abstand zwischen den Händen wird größer (siehe Abb. 1). Die Schultern bleiben ganz entspannt. Bei der anschließenden Ausatmung bewegen sich die Rippen zurück zur Körpermitte – die Hände kommen wieder zusammen und Sie spüren, wie sich die Bauchmuskulatur automatisch anspannt (siehe Abb. 2).

Sie können die Übung intensivieren, indem Sie beim Einatmen die Rippen mit Ihren Fingern leicht nach außen ziehen und beim Ausatmen mit den Händen vorsichtig zusammenschieben. Schließen Sie Ihre Augen und atmen Sie ganz bewusst ein und aus. Spüren Sie, wie die frische Luft in Ihren Körper einströmt und die verbrauchte Luft entweicht.

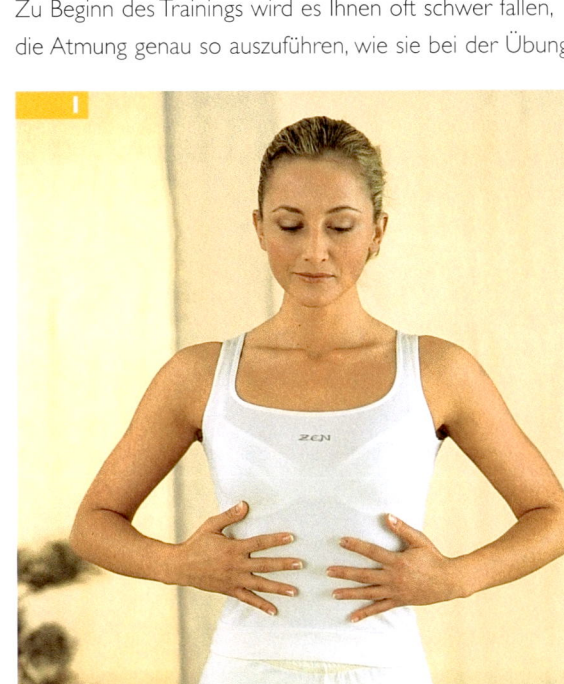

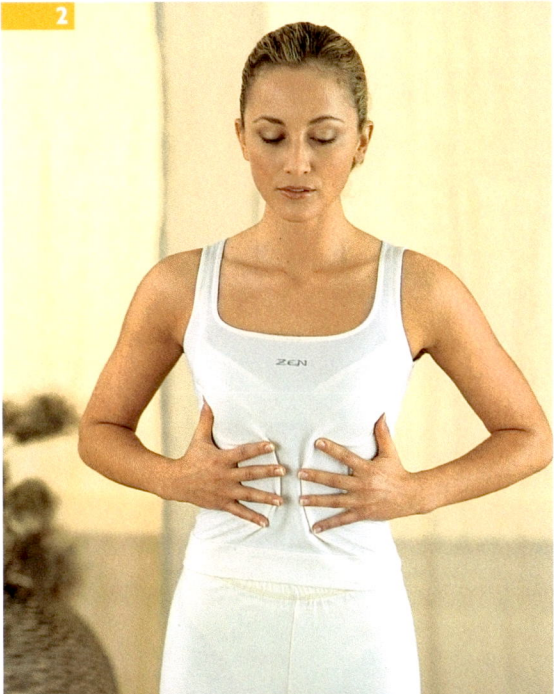

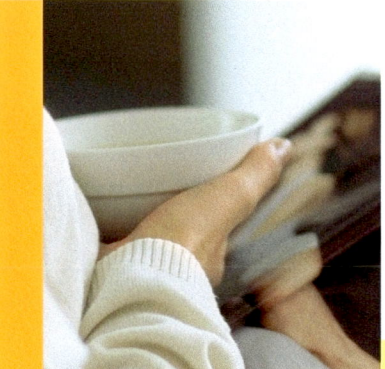

Typische Elemente der Pilates-Technik

Powerhouse

Wie schon in den vorherigen Kapiteln beschrieben, ist die Ausbildung einer starken Körpermitte die Voraussetzung für mehr Stabilität. Joseph Pilates bezeichnete den komplexen Bereich um den Körpermittelpunkt als »Powerhouse«. Wird das Powerhouse aktiviert, arbeiten die folgenden Muskeln:

Der **quer verlaufende Bauchmuskel** verläuft quer über den Bauch bis nach hinten zur Wirbelsäule. Von den vier Bauchmuskeln ist er der Muskel, der im Körper am tiefsten liegt, und er hat die Aufgabe, die inneren Organe zu schützen sowie die Wirbelsäule im Lendenbereich zu stabilisieren. Beim Husten, Lachen und bei der Ausatmung können Sie diesen Muskel am besten spüren.

Die **inneren** und **äußeren schrägen Bauchmuskeln** sind hauptsächlich für die Seitneigung und die Rumpfdrehung verantwortlich, wobei sie generell bei allen Rumpfbewegungen beteiligt sind.

Der **gerade Bauchmuskel** verläuft vom Brustkorb hinunter zum Becken und beugt den Oberkörper nach vorne. Er ist der wichtigste Gegenspieler zu den tiefen Rückenmuskeln und stabilisiert damit auch die Wirbelsäule.

Die **tief liegenden Rückenmuskeln** liegen unter den langen Rückenstreckern rechts und links von der Wirbelsäule. Sie sind verantwortlich für die Aufrichtung des Oberkörpers, die Seitneigung und die Rotation der Wirbelsäule. Außerdem haben sie gemeinsam mit der Bauchmuskulatur eine wichtige Halte- und Stützfunktion.

Die **Beckenbodenmuskulatur** schützt und trägt die inneren Organe wie z. B. Blase, Gebärmutter, Darm und setzt am Becken an. Ein starker Beckenboden schützt vor einer möglichen Inkontinenz im Alter und unterstützt Ihre Haltung und Ihr Wohlbefinden.

Alle Muskeln zusammen ergeben das bereits erwähnte »Powerhouse«. Sie bilden ein natürliches Korsett, das die Wirbelsäule schützt und den Bauch flach hält. Mit der Aktivierung des Powerhouse beginnt jede Pilates-Übung und die Kraft fließt dann vom Körperzentrum in alle Bereiche des Körpers. Ein starkes Powerhouse ist der Schlüssel zu einem erfolgreichen Pilates-Training.

tiefe Schicht | oberflächliche Schicht

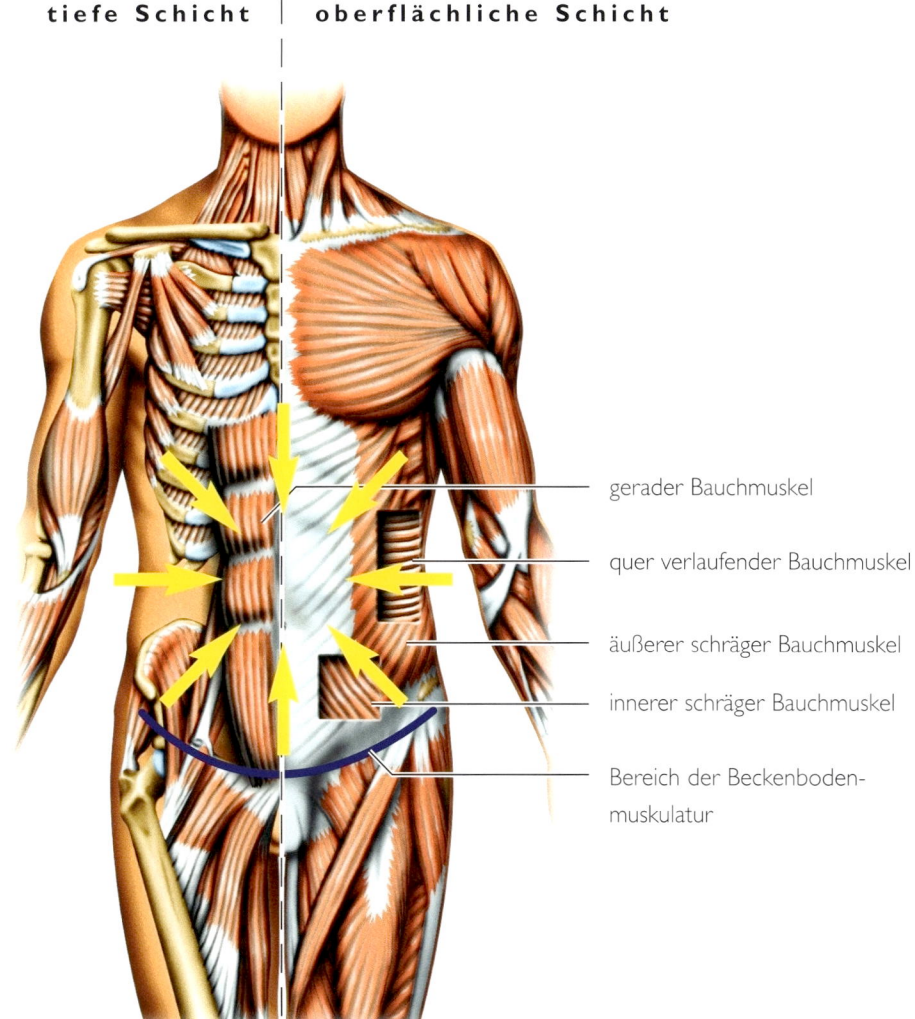

gerader Bauchmuskel

quer verlaufender Bauchmuskel

äußerer schräger Bauchmuskel

innerer schräger Bauchmuskel

Bereich der Beckenboden-
muskulatur

Schauen Sie sich nun die Zeichnung an, verinnerlichen Sie sich den Verlauf der Pfeile auf dem Muskelbild und führen Sie danach folgende Übung aus:

▬ Legen Sie sich auf den Rücken, die Beine sind aufgestellt, die Hände liegen auf dem Bauch.

▬ Atmen Sie tief ein und ziehen Sie beim Ausatmen Ihren Bauchnabel nach innen in Richtung Wirbelsäule.

▬ Dazu spannen Sie Ihre gesamten Bauchmuskeln an, wobei die Spannung trichterförmig von außen nach innen zum Bauchnabel strahlt.

▬ Gleichzeitig ziehen Sie Ihren Beckenboden mit Hilfe der Beckenbodenmuskulatur wie einen Fahrstuhl nach oben.

▬ Spüren Sie, wie sich die Spannung in der Körpermitte versammelt. Geben Sie diese Spannung bei der nächsten Einatmung nur zum Teil wieder frei.

So trainieren Sie Ihr Powerhouse und gelangen zu einer starken Körpermitte.

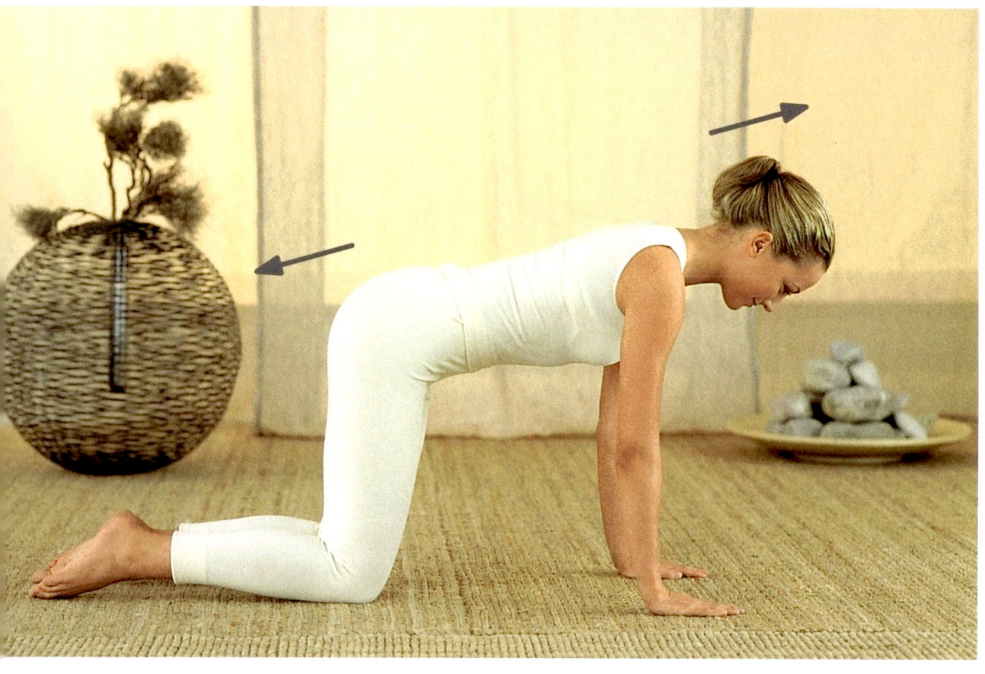

Verlängern
statt Verspannen

Während des Pilates-Trainings wird von Ihnen eine hohe Muskelanspannung gefordert. Gleichzeitig soll aber die Muskulatur in die Länge gezogen werden. Nicht die maximale Anspannung ist optimal, sondern eine für die Bewegung angemessene Spannung. Ziehen Sie Ihren Körper bei den verschiedenen Übungspositionen in die Länge. Vergrößern Sie beispielsweise im Stand den Abstand zwischen Brustkorb und Hüfte, streben Sie mit dem Scheitel zum Himmel und entlasten Sie dadurch Ihre Bandscheiben. Wenden Sie das gleiche Prinzip auch bei anderen Positionen an.

Am besten wäre es, Sie probieren es gleich mal aus.

▬ Setzen Sie sich mit ausgestreckten Beinen auf den Boden (siehe Abb. unten).

▬ Richten Sie nun als Erstes Ihr Becken so auf, dass Sie beide Sitzbeinhöcker am Boden spüren.

▬ Stellen Sie sich vor, dass Sie am Scheitel von einem Faden Richtung Decke gezogen werden, das heißt die Wirbelsäule wird länger und länger.

▬ Nun zieht noch jemand an Ihren Beinen. Auch diese werden immer länger.

▬ Nehmen Sie die Position ganz bewusst wahr. Atmen Sie tief in Ihren Brustkorb ein, so dass sich die Rippenbögen nach außen öffnen und der Brustkorb leicht nach oben hebt. Dann atmen Sie durch den Mund aus. Spüren Sie die Spannung in Ihren Beinen? Fällt Ihnen die Aufrichtung der Wirbelsäule schwer? Das ist zu Beginn des Trainings normal.

Falls Sie zu starke Schmerzen in den Beinen oder im Rücken verspüren, können Sie die Beine leicht gebeugt anstellen und/oder ein gerolltes Handtuch unter Ihr Steißbein legen (siehe S. 38). Das wichtigste Element in dieser Position ist die aufgerichtete Wirbelsäule!

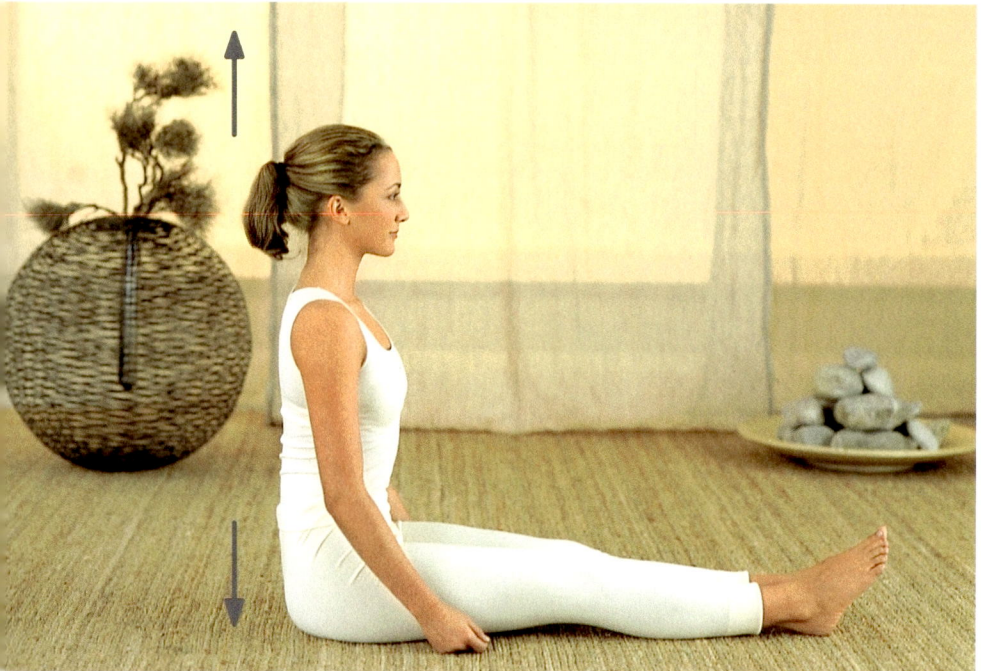

Qualität vor Quantität

Eines der wichtigsten Elemente der Pilates-Methode ist, dass die Qualität der Bewegungen das oberste Ziel bei der Übungsausführung darstellt. Es geht in diesem Training nicht darum, eine große Anzahl von verschiedenen Übungen durchzuführen oder eine hohe Wiederholungszahl zu realisieren, sondern darum, dass gezielt ausgewählte Übungen mit einer individuell angepassten Wiederholungszahl qualitativ hochwertig ausgeführt werden.

Zu Beginn des Trainings steht das Erlernen der richtigen Technik. Erst wenn die Bewegungen exakt ausgeführt werden, beginnt die Verinnerlichung, die Verschmelzung von Geist und Körper.

Fehlende Qualität im Pilates-Training mindert den Trainingserfolg und provoziert möglicherweise gesundheitliche Beeinträchtigungen. Gehen Sie also mit voller Konzentration an das Üben.

Langsame, bewusste Bewegungen

Im Gegensatz zum klassischen Aerobic werden die Bewegungen im Pilates-Training langsam und bewusst durchgeführt. Jede einzelne Bewegungsphase soll aufmerksam, mit voller Konzentration durchlebt werden, der Geist soll die Kontrolle über den Körper haben. Dies können Sie nur bei einem langsamen Bewegungstempo realisieren. Lassen Sie sich von Ihrer Atmung leiten. Sie gibt die Geschwindigkeit an, in der Sie die Übungen ausführen.

In diesem Zusammenhang ist darauf hinzuweisen, dass schnelle, rhythmische Musik im Hintergrund störend sein kann. Sie würden unter diesen Umständen automatisch versuchen, die Bewegungen dem Rhythmus der Musik anzupassen. Wenn Sie gerne mit Musik üben, wählen Sie ruhige, neutrale Instrumentalmusik. Ihre Konzentration

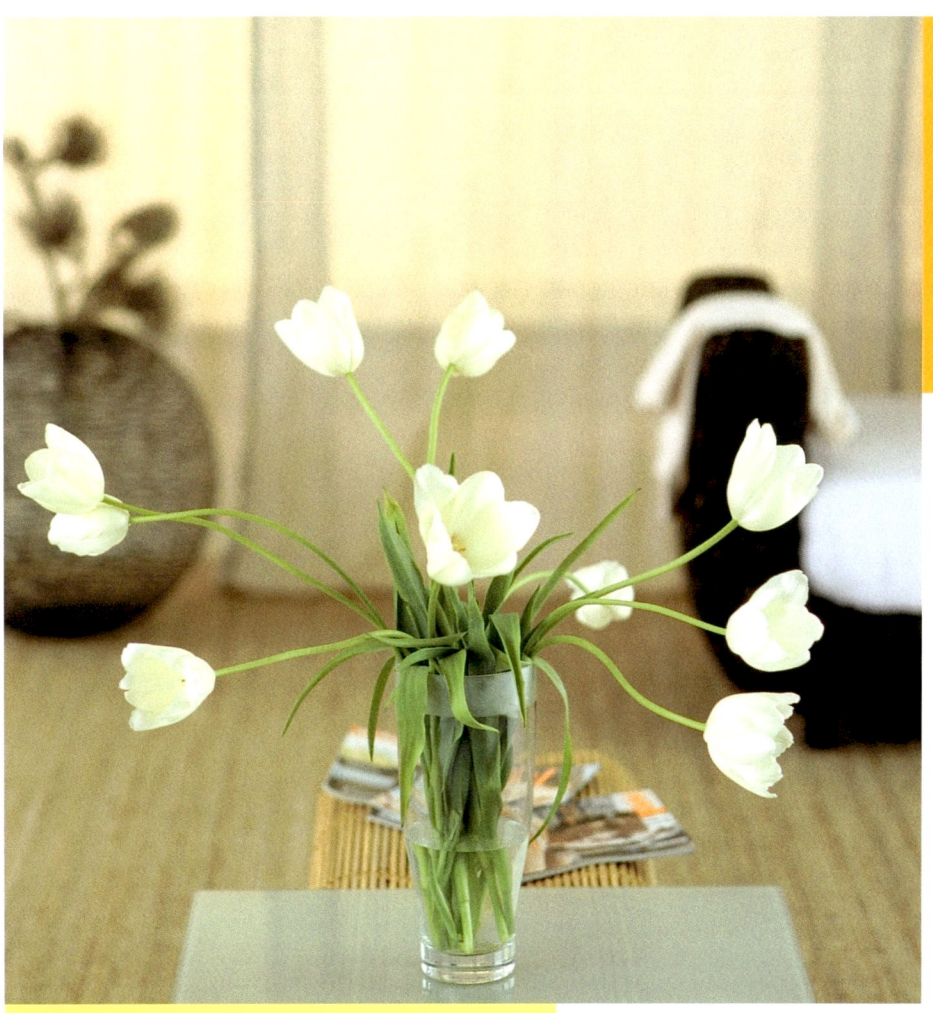

 kein Telefon

 kein Handy

falls Sie Kinder haben, geben Sie ihnen eine interessante Beschäftigung

auf Ihren Körper und die Bewegungsausführung sollten durch nichts gestört werden. Dazu gehört auch, dass Sie sich einen ruhigen Ort für Ihr Training suchen.

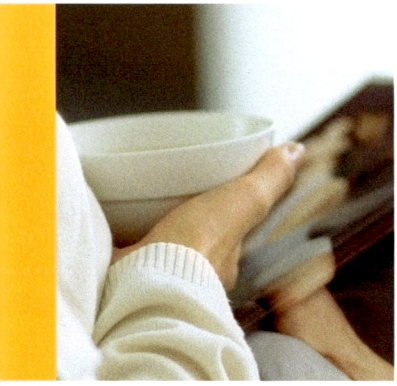

Genießen Sie die ruhige, konzentrierte Atmosphäre und schöpfen Sie daraus Kraft und Energie. Sehen Sie Ihr Training als Luxus, nicht als Notwendigkeit.

Isolation in der Stabilisation

Einzigartig am Pilates-Training ist, dass Sie lernen, die Aufmerksamkeit zielgerichtet zu lenken. Normalerweise konzentrieren wir uns auf den Bereich des Körpers, in dem die Bewegung stattfindet. Wir aktivieren bestimmte Muskelgruppen isoliert von anderen Bereichen des Körpers. Das bedeutet, dass wir viele Muskeln vernachlässigen. Im täglichen Leben müssen oft alle Körpermuskeln gleichzeitig arbeiten. Deswegen fordert Joseph Pilates von Ihnen, dass Sie Ihre Aufmerksamkeit sowohl auf die zur Bewegung notwendigen Muskeln als auch auf die stabilisierenden lenken. Denken Sie dabei noch einmal an das eigentliche Ziel von Joseph Pilates: Er wollte lernen, »seinen Körper durch seinen Geist zu beherrschen«. Wenn Sie die »Isolation in der Stabilisation« erlernen, sind Sie diesem Ziel einen großen Schritt näher.

Machen Sie jetzt den ersten Schritt und führen Sie die folgende Übung aus:

■ Legen Sie sich auf den Rücken und strecken Sie ein Bein senkrecht in die Luft. Das andere Bein ist lang am Boden und die Hände liegen rechts und links auf Ihren Hüftknochen.

■ Führen Sie nun mit dem angehobenen Bein mittelgroße Kreise durch. Stellen Sie sich vor, Ihr großer Zeh ist ein Pinsel und Sie wollen große, gleichmäßige Kreise an die Decke malen.

■ Nun haben Sie zwei Aufgaben:

1. Führen Sie Ihren »Pinsel« ganz konzentriert (Isolation). Die Kreise an der Decke sollen exakt gezeichnet sein.

2. Ihre Hüftknochen dürfen sich nicht bewegen, der Rücken, die Schultern und das Bein am Boden bleiben völlig ruhig (Stabilisation).

■ Ihre Hände können die mögliche Bewegung in den Hüften kontrollieren. Sie werden merken, dass diese Aufgabe gar nicht so einfach ist. Üben Sie auch mit dem anderen Bein. Bei dieser Übung wird Ihr Powerhouse stark gefordert.

Visualisierung

Die Vorstellungskraft spielt im Pilates-Training eine große Rolle. Unser Geist hat die Fähigkeit, einen bildlichen Rahmen zu schaffen, dem unser Körper folgen kann. Bestimmte geistige Vorstellungen lösen direkte körperliche Reaktionen aus.

Es ist zum Beispiel mithilfe der Methodik des so genannten Biofeedback festgestellt worden, dass die Spannung in den Muskeln geringer wird, wenn man die Augen schließt und sich in Gedanken in eine Situation versetzt, in der man sich völlig entspannt fühlt. Die meisten Menschen visualisieren in diesem Fall eine Urlaubssituation am Meer.

Probieren Sie es aus. Suchen Sie sich ein »Ruhebild«, das Sie jederzeit vor Ihrem inneren Auge abrufen können. So können Sie in der nächsten Stress-Situation einmal probieren, die Augen zu schließen und sich Ihr Ruhebild vorzustellen. Sie werden merken, dass Sie schon bald ruhiger werden und die Dinge sich zum Positiven wenden.

Im Pilates-Training helfen Ihnen die Visualisierungen, die Übungen exakter und intensiver auszuführen. Die bildhaften Vergleiche, die Sie in diesem Buch bei allen Übungen finden, bringen Ihnen die Schlüsselsequenzen einer Bewegung näher – und Sie werden leichter verstehen, was Joseph Pilates mit den verschiedenen Übungen erreichen wollte.

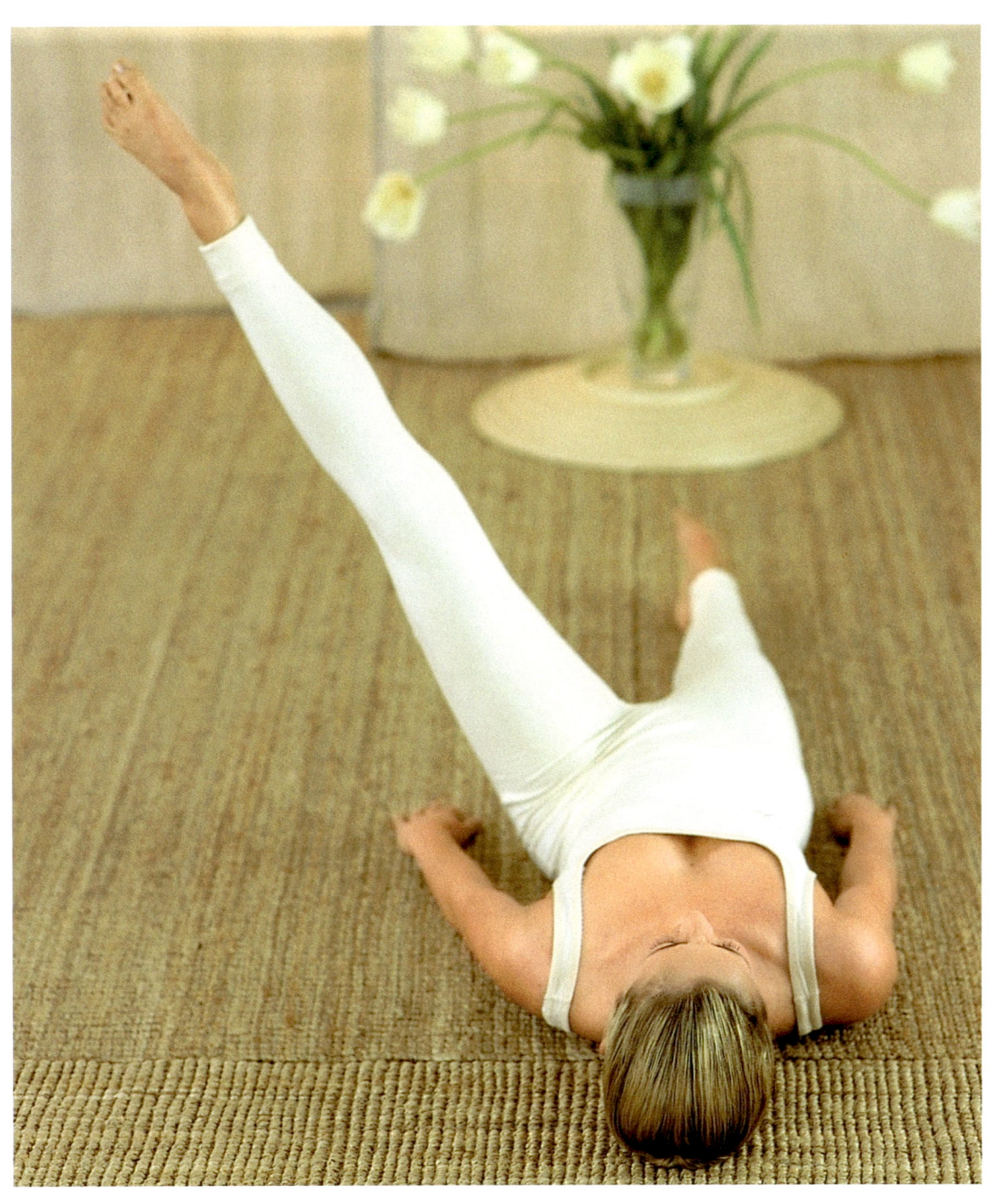

VISUALISIERUNG

»Der Pinsel«

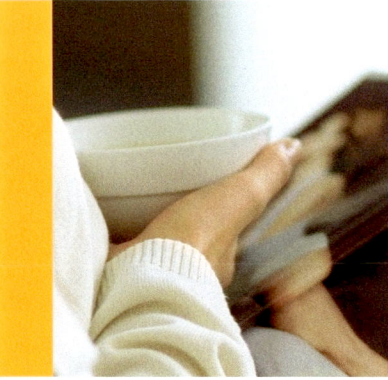

So gehen Sie vor

Bevor Sie mit dem eigentlichen Pilates-Matwork-Training beginnen, möchte ich Ihnen noch einige hilfreiche Hinweise zum Umgang mit diesem Buch mit auf den Weg geben:

■ Beginnen Sie mit den vorbereitenden Übungen. Diese Übungen können schon allein für sich eine Trainingseinheit für Sie sein. Sie lernen dadurch die typischen Bewegungsmerkmale der Pilates-Übungen kennen, trainieren Ihr Powerhouse und bekommen ein Gefühl für Ihren Körper.

■ Suchen Sie sich im nächsten Schritt zwei bis drei Übungen pro Trainingseinheit aus. Diese sollten verschiedene Ausgangsstellungen haben (beispielsweise je eine Übung im Sitz, in der Rückenlage, auf dem Bauch). Auf diese Weise lernen Sie ganz allmählich alle Übungen dieses Buches kennen. Dabei können Sie natürlich auch einzelne Trainingseinheiten wiederholen.

■ Wenn Sie alle Bewegungen kennen gelernt haben, erhöhen Sie die Übungsanzahl pro Trainingseinheit auf maximal fünf. Dabei sollte es sich um unterschiedliche Übungen handeln. Beispiele hierzu finden Sie im Kapitel »Die magischen Fünf«, S. 80.

■ Eine effektive Trainingseinheit beginnt immer mit vorbereitenden Übungen und endet nach den Pilates-Übungen mit einem entsprechenden Ausklang. Vermeiden Sie einen hektischen Trainingsbeginn und vergessen Sie niemals die Übungen zum Ausklang.

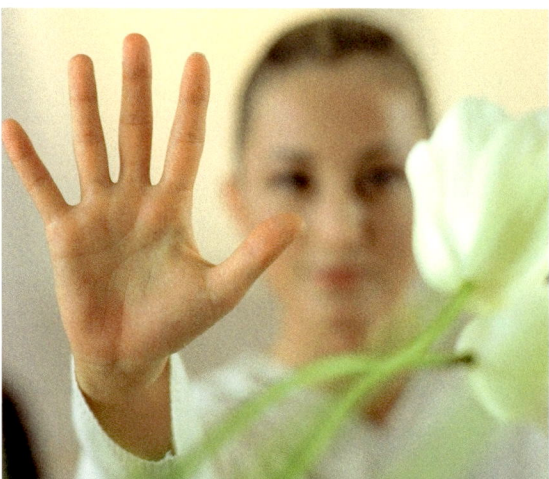

Denken Sie daran, dass Sie Körper, Geist und Seele etwas Gutes tun wollen. Seien Sie konsequent – Sie werden belohnt.

Manchmal wird es Ihnen vielleicht schwer fallen, die Übungen ohne einen Trainer zu erlernen.
Dieses Buch wird Ihr Trainer sein. Gehen Sie dabei in drei Phasen vor:

Phase I:
1. Übung auswählen und Bilder betrachten
2. Übungsbeschreibung lesen
3. Bilder betrachten
4. Visualisierung und danach nochmals die Bilder ansehen
5. Übung ausprobieren
6. In der Pause nachlesen oder Bilder nochmals betrachten
7. Übung wiederholen

Phase II:
1. Übung auswählen und Bilder betrachten
2. Visualisierung und danach nochmals die Bilder ansehen
3. Übung ausführen
4. Nach Bedarf nachlesen oder Bilder nochmals betrachten

Phase III:
1. Übung auswählen und Bilder betrachten
2. Übung ausführen

Wie viel Zeit Sie für eine Stufe brauchen, bleibt Ihnen überlassen. Sie legen Ihr Trainingstempo selbst fest. Gehen Sie nicht zu schnell voran, aber verbummeln Sie auch nicht das Training. Sie wissen ja: »Mäßig, aber regelmäßig« – das bringt den Erfolg. Wenn Sie die Möglichkeit

Do's im Pilates-Training

- Tragen Sie bequeme Kleidung und trainieren Sie barfuß oder mit Socken.
- Trainieren Sie auf einer Unterlage (Matte, Teppich, Decke o. Ä.)
- Bei körperlichen Beschwerden fragen Sie Ihren Arzt um Rat.

Dont's im Pilates-Training

- Nicht mit vollem Magen trainieren. Eine Stunde vorher sollten Sie nichts mehr essen.
- Keine Pressatmung.
- Brechen Sie niemals eine Übung abrupt ab. Kommen Sie langsam und kontrolliert in die Ausgangsstellung zurück.
- Gehen Sie niemals über Ihre persönlichen Grenzen hinaus. Unterscheiden Sie zwischen Anstrengung und Überforderung.
- Vermeiden Sie Schmerzen.

haben, zwischendurch einmal an einer Pilates-Stunde teilzunehmen oder sich ein Personal Training bei einem/einer ausgebildeten Pilates-Trainer/in zu gönnen, kann Sie das in Ihrem persönlichen Training sehr viel weiterbringen. Sie werden sehen, ob Sie alle Bewegungen richtig ausführen und bekommen wichtige Tipps für Ihr Training zu Hause.

Nun haben Sie sich über den Hintergrund und die Zielsetzung der Pilates-Methode informiert, kennen die Vorgehensweise im Training und wissen, wie Sie Ihren »persönlichen Trainer« – nämlich Ihr Buch – einsetzen. Das heißt, das Training kann beginnen.

Mythen und Missverständnisse

Seit Pilates in den Blickpunkt der Öffentlichkeit gerückt ist, wird das Thema immer wieder auf den Titelseiten der Printmedien aufgegriffen. Besonders die Frauenzeitschriften widmen der Pilates-Methode viel Aufmerksamkeit. Nicht immer geben die Artikel die ursprüngliche Idee von Joseph Pilates richtig wider. So sind einige Mythen und Missverständnisse entstanden, auf die im Folgenden kurz eingegangen werden soll:

- Pilates macht Sie größer.
Nein – Durch das Pilates-Training kann die objektiv gemessene Körpergröße nicht gesteigert werden. Allerdings wird durch das intensive bewusste Training die gesamte Körperhaltung, also auch die Aufrichtung der Wirbelsäule, verbessert. Dies hat zur Folge, dass Sie größer wirken.

- Pilates ist gut und sicher für jeden.
Nein – Liegen Kontraindikationen (z. B. akuter Bandscheibenvorfall, Entzündungen, krankhaft erhöhter Blutdruck) vor, sollte vor Beginn des Trainings unbedingt ein Arzt konsultiert werden. Wird die Sorgfaltspflicht nicht beachtet, kann es nach dem Training zur Verschlimmerung der Beschwerden kommen.

- Pilates ist ein allumfassendes Training für die körperliche Fitness.
Nein – Die für ein langes, gesundes Leben notwendige sportmotorische Fähigkeit »Ausdauer« wird durch das Pilates-Training weder beansprucht noch verbessert. Die so genannte »lokale Muskelausdauer« als eine Komponente der Ausdauer wird geschult, aber für die Stabilisation und Verbesserung der Herz-Kreislauf-Tätigkeit sollten Sie unbedingt ein zusätzliches Ausdauertraining durchführen.

- Pilates ist leicht.
Ja/Nein – Dies trifft auf manche Bewegungsabläufe sicher zu. Weiß man aber um die vielen Komponenten, die bei der Bewegungsausführung zu berücksichtigen sind, wird es schon schwerer. Des Weiteren werden Sie sich die ersten Trainingseinheiten sehr intensiv mit der speziellen Pilates-Atmung beschäftigen müssen. Erst nach einigen Trainingseinheiten, die Sie mit voller Aufmerksamkeit absolviert haben, werden sich die Bewegungsabläufe automatisieren und Sie bekommen ein Gefühl für Ihren Körper.

- Pilates ist gut für Schwangere.
Ja/Nein – Die Pilates-Methode ist sicher nicht die beste Trainingsmethode für Schwangere. Problematisch sind die Übungen in der Bauch- bzw. Rückenlage und die permanent geforderte Anspannung des »Powerhouse« (siehe Seite 20). Wenn Sie vor der Schwangerschaft bereits Pilates durchgeführt haben, kann es sein, dass Sie das Training fortführen wollen. Die Entscheidung – Pilates-Training ja oder nein – sollte ganz individuell getroffen werden und auf alle Fälle vorher mit der/dem behandelnden Ärztin/Arzt abgestimmt werden.

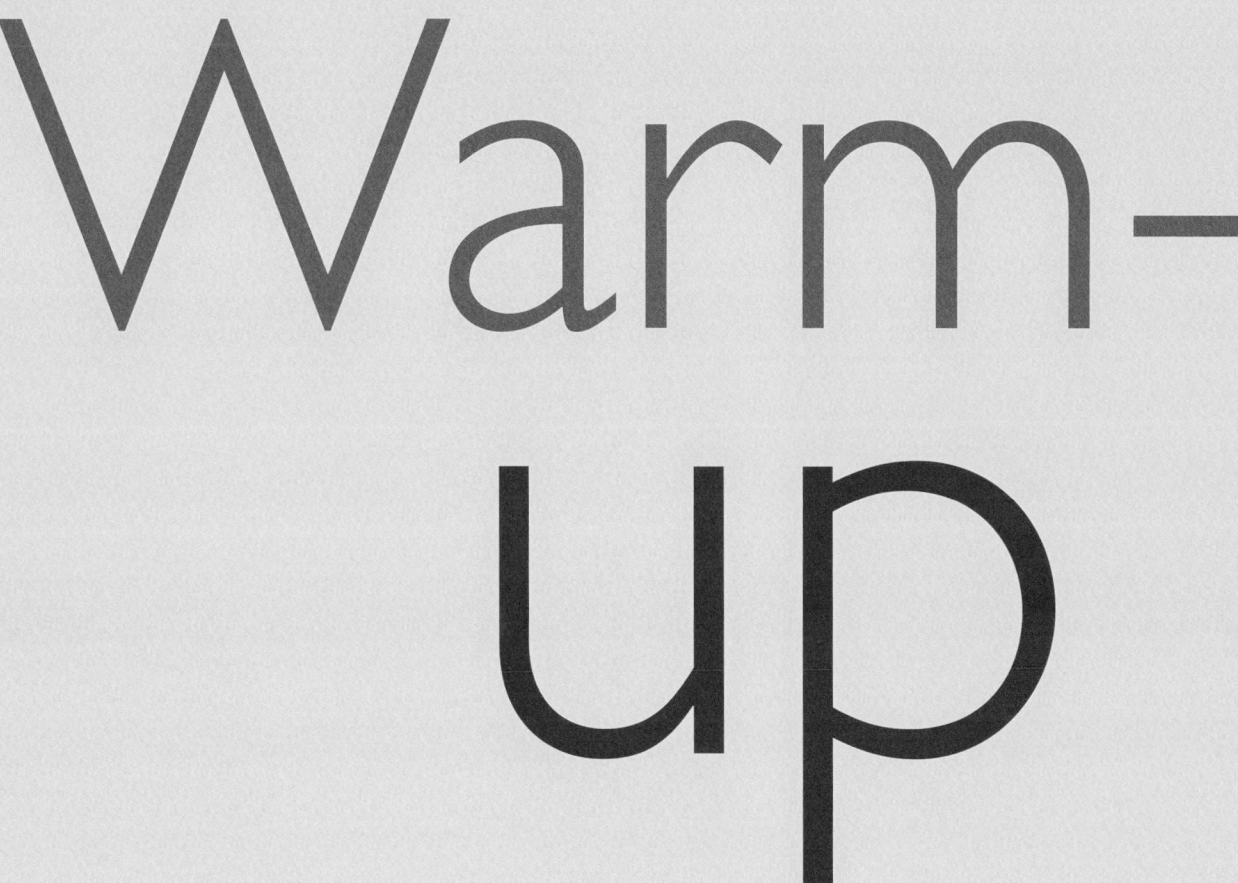

Warm-up

Einstimmung von Körper,
Geist und Seele

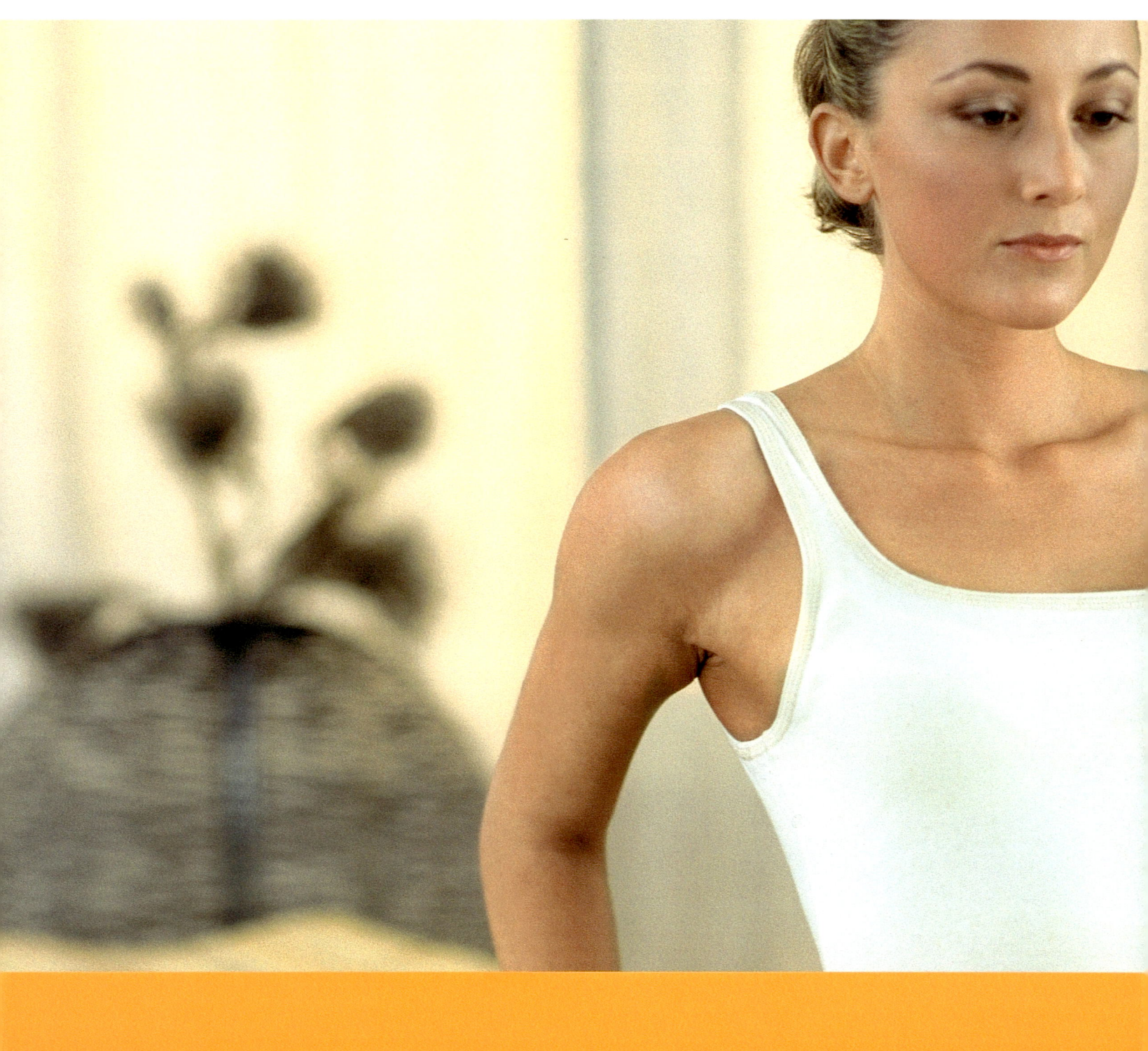

Vorbereitende Übungen

Stimmen Sie sich ein!

Mit Schwung in die Übungen

Nun geht es endlich los. Aber vorher schaffen Sie sich erst einmal Ihren persönlichen Platz für das Pilates-Training. Sie benötigen dazu lediglich eine Matte und eventuell ein Handtuch, das als kleine Hilfestellung eingesetzt wird.

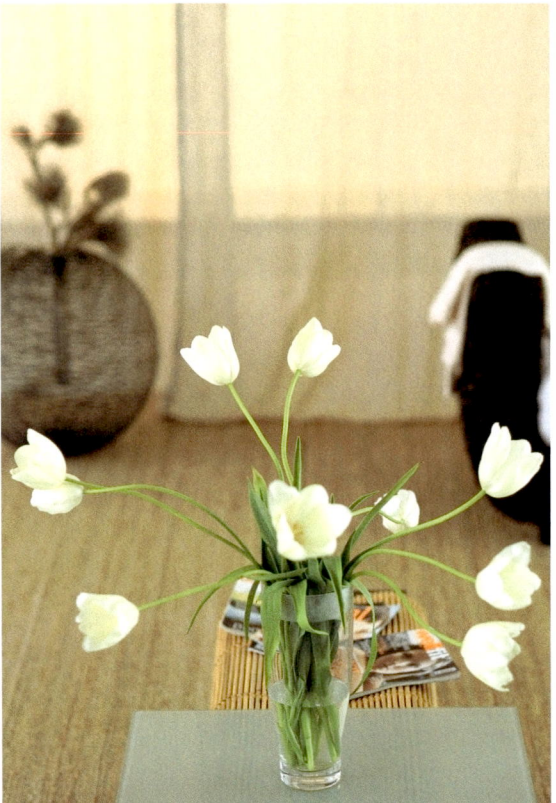

Lüften Sie den Raum vor dem Training für einige Minuten und lassen Sie – ganz nach Ihren persönlichen Präferenzen – eine Ihnen angenehme Musik im Hintergrund laufen. Tragen Sie während des Trainings bequeme Gymnastik- bzw. Sportbekleidung, verzichten Sie dabei auf einen Gürtel und ziehen Sie Ihre Schuhe aus. Sie werden für die Pilates-Übungen nicht gebraucht.
Die vorbereitenden Übungen auf den folgenden Seiten sind denen eines klassischen Warm-up gleichzusetzen. Die Bewegungen sollen Ihnen helfen, einen flüssigen Übergang vom beruflichen oder familiären Alltag zu Ihrem persönlichen Pilates-Training zu finden. Dabei wird nicht nur der Körper aufgewärmt, um Verletzungen vorzubeugen, sondern auch unser Geist wird durch die folgenden Übungen auf Pilates eingestimmt: Die Gedanken des Alltags treten in den Hintergrund und verschwinden, Ihr Kreislauf kommt in Schwung und Ihre Muskeln werden geschmeidig. Beginnen Sie niemals sofort mit dem Training. Wählen Sie vor jedem Pilates-Matwork-Training mindestens 2 bis 3 vorbereitende Übungen aus.

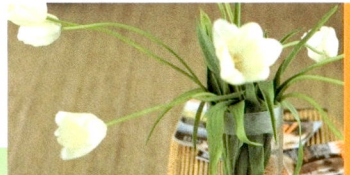

Arm- und Schultermobilisation

Armschwingen

Stellen Sie sich aufrecht hin. Die Beine sind hüftbreit geöffnet. Die Arme hängen locker neben dem Körper. Führen Sie beide Arme diagonal nach oben, strecken Sie sich in Richtung Himmel und atmen Sie dabei tief durch die Nase ein.

1 Dann schwingen Sie die Arme nach unten-hinten und atmen kräftig durch den Mund aus. Der Körper folgt auf natürliche Weise der Schwungbewegung der Arme. Die Beine strecken sich beim Aufschwung und beugen sich beim Abschwung. Die Übung soll sich gut anfühlen, erleichternd wirken und den Kreislauf anregen. Atmen Sie alle negativen Gedanken aus und dafür Frische und Leichtigkeit ein.

Beginnen Sie mit kleinen Schwüngen und werden Sie dann immer größer. Die Wiederholungszahl bestimmen Sie allein. Führen Sie die Übung so lange aus, wie es Ihnen angenehm erscheint.

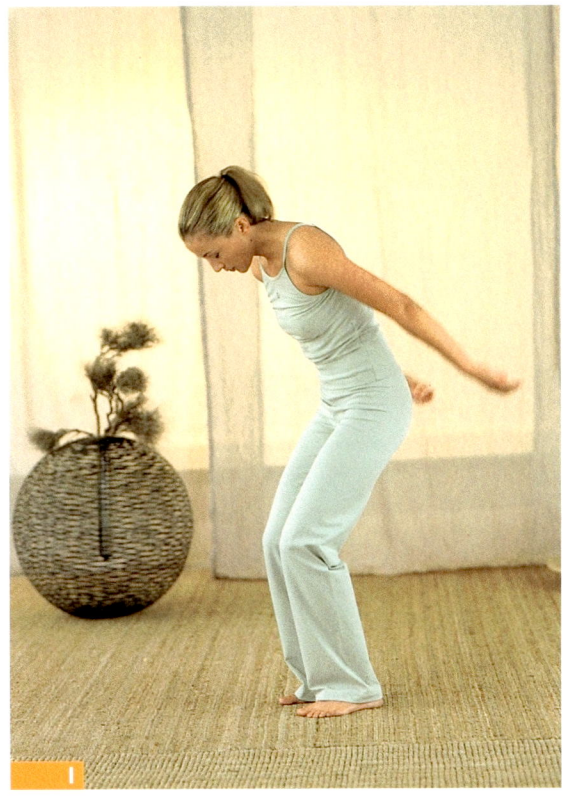

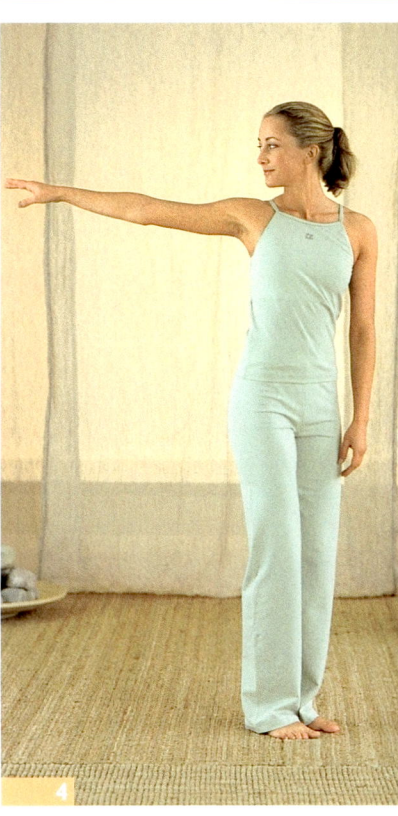

Schultermobilisation

Gehen Sie wie in der vorherigen Übung in den aufrechten Stand. Die Beine sind leicht gebeugt, die Arme hängen locker neben dem Körper. Führen Sie dann die folgenden Übungen jeweils 4-mal aus. Beginnen Sie mit der rechten Seite, danach folgt die linke, zum Abschluss werden die Übungen gleichzeitig mit beiden Schultern bzw. Armen durchgeführt:

1 Ziehen Sie beim Einatmen die rechte Schulter hoch in Richtung Ohr und führen Sie diese beim anschließenden Ausatmen aktiv nach unten (ohne Abb.).

2 Kreisen Sie Ihre rechte Schulter in gleichmäßigem Tempo nach hinten. Beim Einatmen bewegt sich die Schulter nach vorn-oben und beim Ausatmen nach hinten-unten (ohne Abb.).

3 Führen Sie Ihren rechten Arm gestreckt über den Kopf und atmen Sie dabei ein. Strecken Sie sich lang. Beim anschließenden Ausatmen bringen Sie den Arm wieder zurück neben den Körper (ohne Abb.).

4 Kreisen Sie Ihren rechten Arm nach hinten und verfolgen Sie Ihre rechte Hand mit Ihren Augen. Beim Einatmen bewegt sich Ihr Arm nach vorn-oben und beim Ausatmen nach hinten-unten.

Die einzelnen Übungen mit je 4 Wiederholungen sollen flüssig ineinander übergehen und langsam ausgeführt werden. Ihr Atemrhythmus bestimmt die Bewegung.

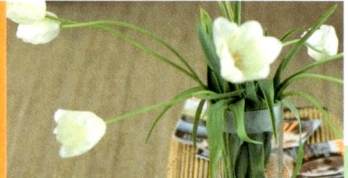

Contract & Release

Diese Übung ist ein zentrales Element aus dem Bereich des Modern Dance und erhöht Ihre Sensibilität für Ihre Körpermitte.

1 Stellen Sie sich in eine aufrechte Position. Die Füße sind hüftbreit geöffnet, die Beine leicht gebeugt, die Arme hängen locker neben dem Körper. Atmen Sie tief ein.

2 Bei der Ausatmung (durch den Mund) beginnen Sie Ihren Bauchnabel nach innen zu ziehen;

in der Folge führen Sie Ihre Arme nach vorn und runden Ihren Oberkörper. Stellen Sie sich vor, Sie bekommen einen Fausthieb in Ihren Bauch. Anschließend kommen Sie mit dem Einatmen zurück in die Ausgangsstellung. Atmen Sie während der Übung ganz bewusst und konzentrieren Sie sich auf Ihre Körpermitte – auf Ihr Powerhouse.

Die Zahl der Wiederholungen bestimmen Sie allein. Führen Sie die Übung so lange durch, wie es Ihnen angenehm erscheint.

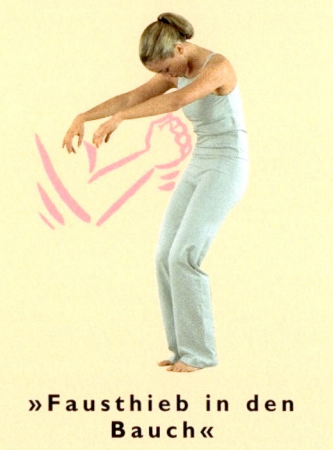

VISUALISIERUNG

»Fausthieb in den Bauch«

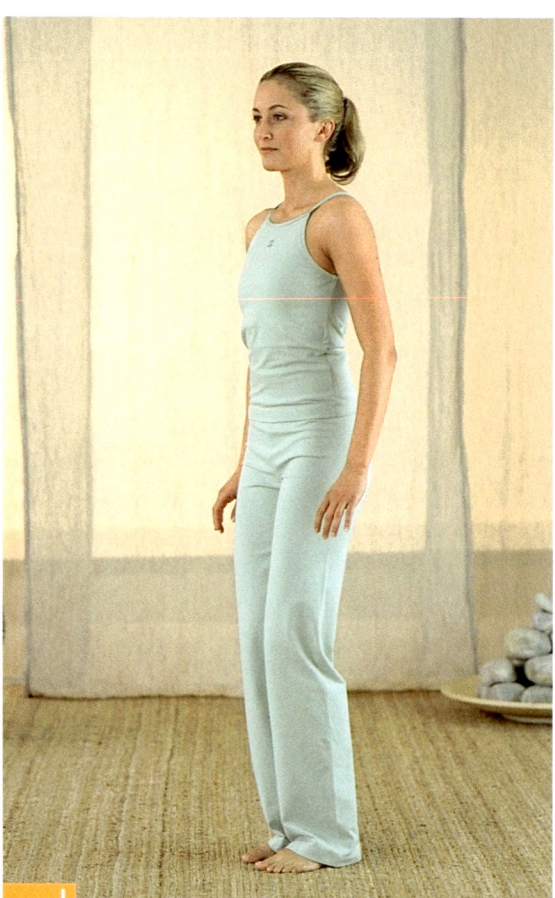

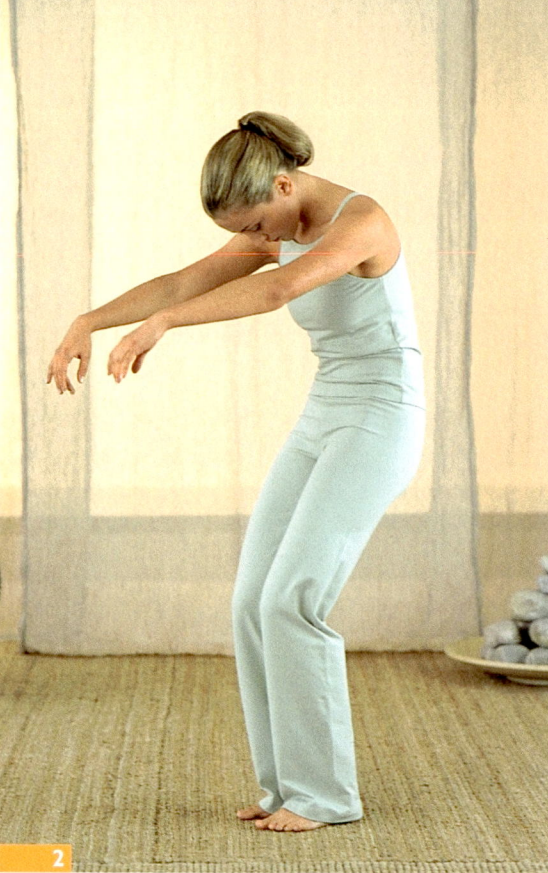

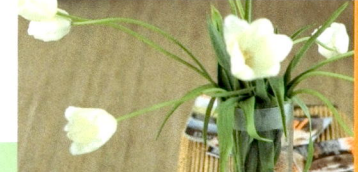

Dehnung der seitlichen Rumpfmuskulatur

Für die optimale Ausführung der späteren Übungen ist eine gute Mobilität im Rumpf notwendig. Nachdem Sie durch »Contract & Release« die Wirbelsäule mobilisiert haben, werden Sie mit der nächsten Übung Ihre seitliche Rumpfmuskulatur dehnen und damit geschmeidig machen.

1 Gehen Sie wieder in den aufrechten Stand, die Füße hüftbreit geöffnet, die Beine leicht gebeugt, die Arme hängen locker neben dem Körper. Atmen Sie tief in den Brustkorb ein.

2 Mit der anschließenden Ausatmung aktivieren Sie Ihr Powerhouse (Denken Sie auch an Ihren Beckenboden.) und neigen den Oberkörper leicht zur rechten Seite. Der Arm zieht dabei parallel zum Bein nach unten, der Kopf folgt der Bewegung des Rumpfes. Beim nächsten Einatmen richten Sie den Oberkörper wieder auf und führen die Seitneigung zur linken Seite aus. Konzentrieren Sie sich bei der Bewegungsausführung auf die Atmung und spüren Sie in Ihr Powerhouse. Führen Sie diese Übung je 3-mal zu jeder Seite aus.

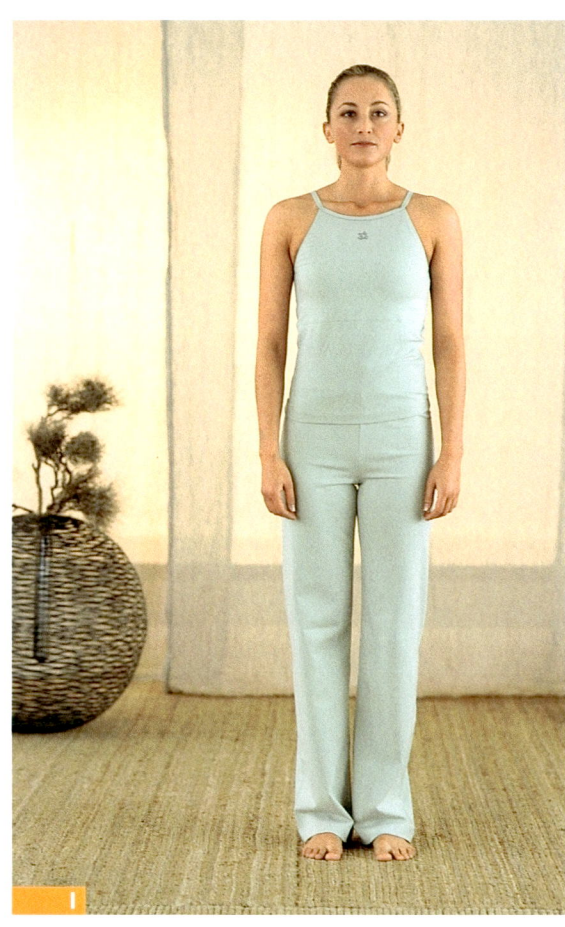

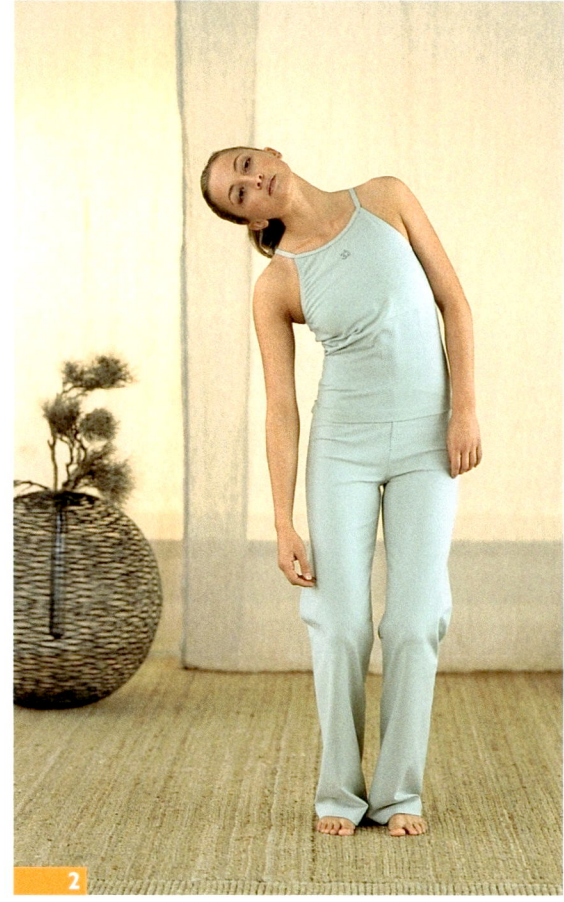

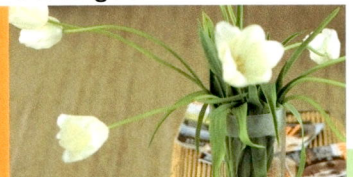

Sensibilisierung
der Wirbelsäule

Die nächste Übung »Rolling down« ist eine der wichtigsten zu Beginn eines jeden Pilates-Trainings. Mit dem langsamen und bewussten Abrollen der Wirbelsäule verbessern Sie Ihre Körperwahrnehmung und mobilisieren Ihre einzelnen Wirbelsäulensegmente.

Sie werden im Verlauf der Wiederholungen spüren, dass die Bewegungen immer geschmeidiger, flüssiger werden und die anfängliche Steifheit Ihres Körpers verschwindet.

1 Nehmen Sie einen aufrechten Stand ein (siehe Contract & Release, Seite 32) und beginnen Sie mit einer tiefen Einatmung.

2 Aktivieren Sie mit dem anschließenden Ausatmen Ihr Powerhouse und rollen Sie Ihre Wirbelsäule Millimeter für Millimeter nach unten ab. Beginnen Sie mit dem Kopf bzw. der Halswirbelsäule, dann kommen die Segmente der Brustwirbelsäule und zuletzt wird auch die Lendenwirbelsäule nach vorn gebeugt.

3 Die Endposition haben Sie erreicht, wenn der gesamte Oberkörper locker nach vorn-unten hängt. Während der Abrollbewegung beugen sich Ihre Beine leicht mit, sodass die Druckbelastung auf die Bandscheiben im Bereich der Lendenwirbelsäule verringert wird. In der »Hängeposition« atmen Sie tief ein. Mit der nächsten Ausatmung wird das Powerhouse aktiviert und die Wirbelsäule wieder aufgerollt – zum aufrechten Stand. Stellen Sie sich vor, Sie rollen Ihren Rücken gegen eine Wand nach oben auf. Die Bewegung ist beendet, wenn Ihr Körper aufrecht parallel zur Wand steht.

Ihre Atmung bestimmt den Bewegungsrhythmus. Lassen Sie sich Zeit für die Ab- und Aufrollbewegung. Lassen Sie die Bewegung fließen und konzentrieren Sie sich auf jedes einzelne Wirbelsäulensegment, das bewegt wird.

Wiederholung: 5- bis 6-mal

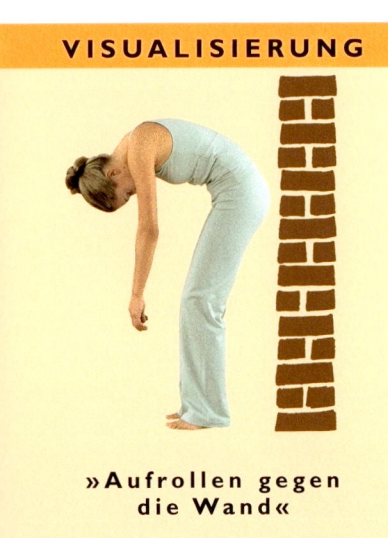

VISUALISIERUNG

**»Aufrollen gegen
die Wand«**

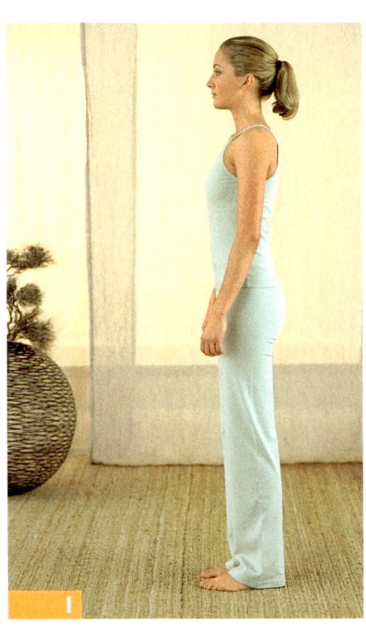

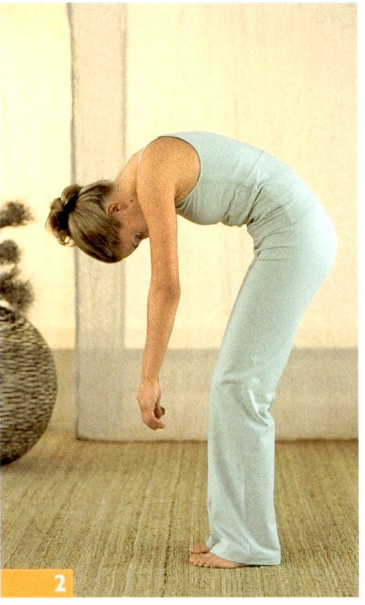

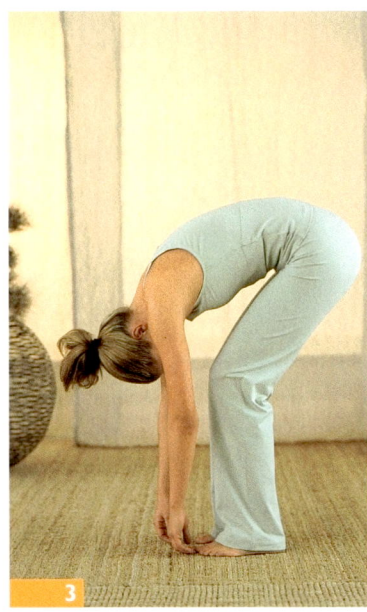

Pilates-Atmung

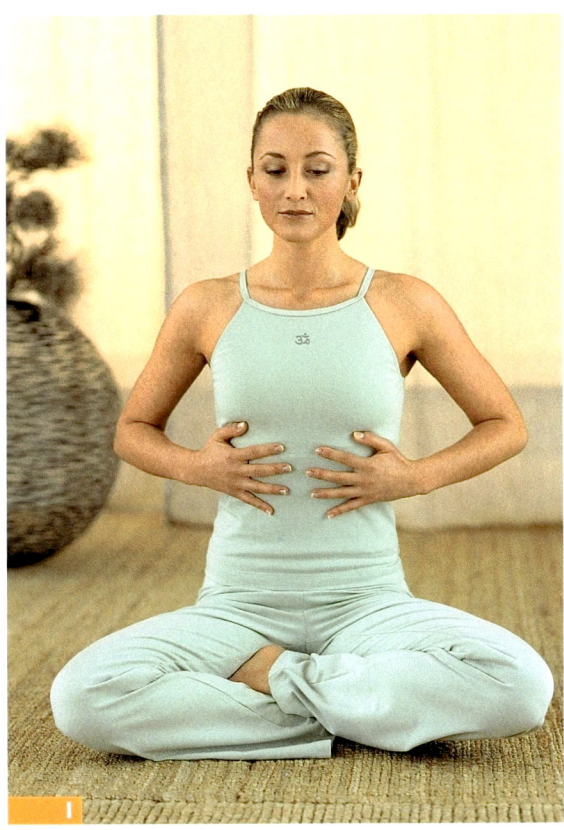

1 Atmen Sie nun durch die Nase tief ein. Ihre Rippen öffnen sich dabei nach außen, Ihr Brustkorb füllt sich mit Luft, wie ein Blasebalg.

2 Während Sie durch den Mund ausatmen, drücken Sie Ihre Rippenbögen mit den Händen leicht nach innen in Richtung Körpermitte und aktivieren gleichzeitig Ihr Powerhouse – Anspannen der Bauchmuskeln, der tief liegenden Rückenmuskeln und des Beckenbodens. Spüren Sie die Bewegung in Ihrem Brustkorb? Wenn nicht, setzen Sie Ihre Hände auch bei der Einatmung aktiv ein, indem Sie die Rippenbögen mit den Fingern leicht auseinander ziehen.

Konzentrieren Sie sich auf Ihren Körper und nehmen Sie alles ganz bewusst wahr.

Zum Einstieg in eine Pilates-Trainingseinheit gehört immer eine Sensibilisierungsübung, wobei die typische Pilates-Atmung angewendet wird. Dazu begeben Sie sich in die Schneidersitzposition. Richten Sie Ihren Rücken auf, legen Sie Ihre Hände auf Ihre Oberschenkel und schließen Sie die Augen. Lassen Sie Ihre Atmung für einige Minuten ganz von alleine kommen und gehen. Beobachten Sie Ihre Atmung. Gehen Sie mit all Ihren Gedanken in Ihren Körper hinein. Spüren Sie nach. Dann beginnen Sie mit der Pilates-Atemtechnik. Platzieren Sie dazu Ihre Hände rechts und links auf Ihren Rippenbögen.

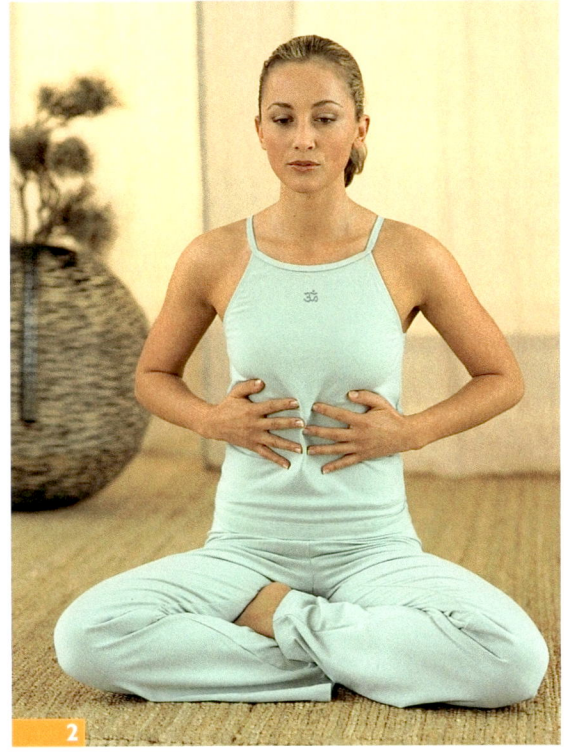

VISUALISIERUNG

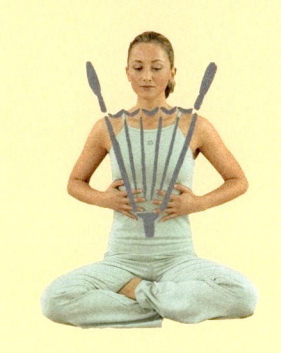

»Blasebalg«

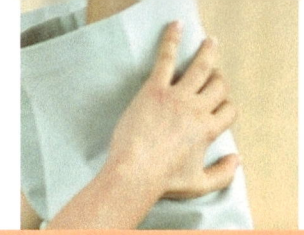

Pilates-Mat-work

Das Fundament für
eine stabile Körpermitte

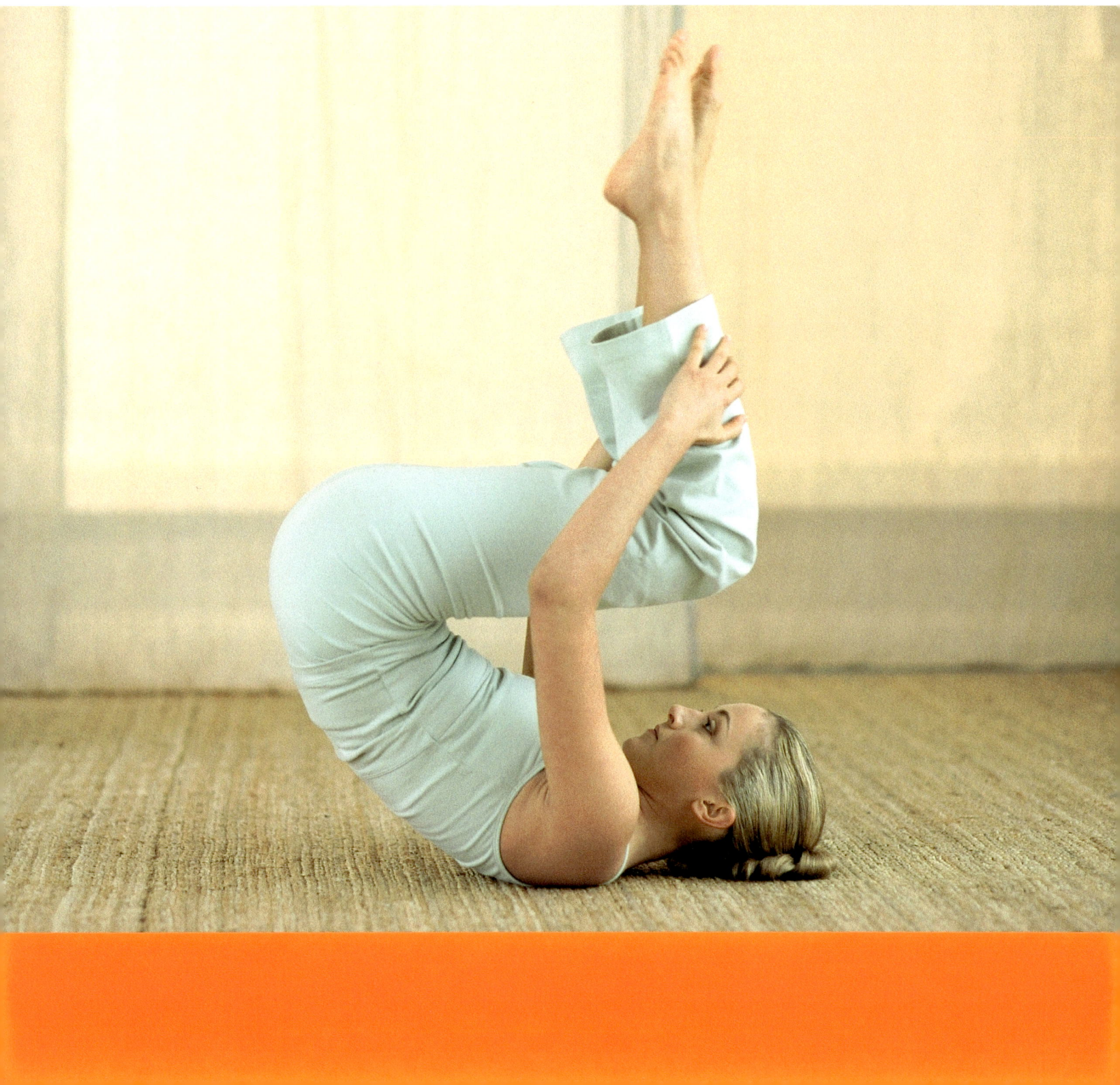

Übungen im Sitz

Bewahren Sie Haltung!

Rücken stärken, Wirbelsäule bewegen

Bei den Pilates-Übungen im Sitz gibt es eine Hauptzielsetzung: die Kraftsteigerung der Rückenmuskulatur und die Verbesserung der Beweglichkeit im Bereich der Wirbelsäule; natürlich werden daneben auch die anderen Körperbereiche in den Übungen beansprucht. Zu Beginn des Trainings kann es sein, dass Ihnen die verschiedenen Ausgangspositionen im Sitz schwer fallen. Sie werden möglicherweise gar nicht ganz aufrecht sitzen können oder Ihre Beine schmerzen an der Unterseite, wenn Sie sie strecken. Das kommt daher, dass wir

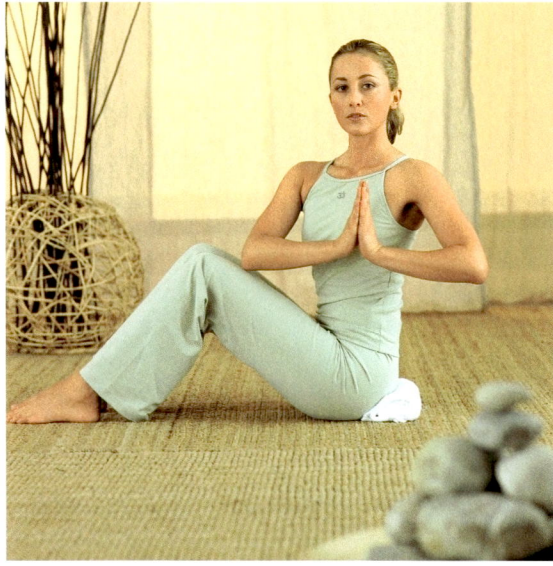

den größten Teil unseres Lebens in einer ungesunden Körperhaltung verbringen. So können sich beispielsweise durch stundenlanges Sitzen oder durch das wiederholte Ausführen von falschen Bewegungsabläufen unsere Muskeln verkürzen und unsere Gelenke versteifen. Fangen Sie heute an, dagegen etwas zu tun.

Hier einige Tipps für die Übungen im Sitz:

▬ Die Unterlage darf nicht zu weich sein. Sie müssen Ihre Sitzbeinhöcker spüren und Kontakt zum Boden haben.

▬ Ihre Wirbelsäule soll in der Sitzposition immer aufgerichtet sein. Stellen Sie sich vor, Sie sitzen mit dem ganzen Rücken an einer Wand oder Sie werden wie eine Marionette von einem Faden nach oben in Richtung Himmel gezogen. Falls Ihnen das nicht möglich ist, können Sie sich Erleichterung verschaffen, indem Sie sich auf ein gerolltes Handtuch oder ein Meditationskissen setzen (siehe Abb. links). Sie können dadurch Ihr Becken leichter aufrichten und es fällt Ihnen leichter, aufrecht zu sitzen.

▬ Fällt es Ihnen bei den einzelnen Übungen schwer, die Beine gestreckt zu halten, weil Ihre Kniekehlen schmerzen, stellen Sie schon bei Beginn der Übung die Beine an (siehe Abb. links). Nach einiger Zeit des regelmäßigen Trainings werden Sie die Beine ganz automatisch gestreckt halten, da sie dehnfähiger und beweglicher geworden sind.

▬ Bei starken Schmerzen im Rücken während der Bewegungsausführung verzichten Sie bitte auf die jeweilige Übung.

Spine Stretch

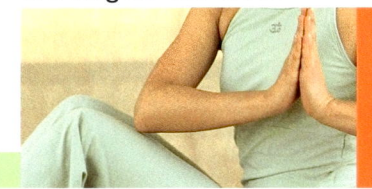

Rückendehnung

Der Spine Stretch dehnt die langen Rückenstrecker, kräftigt die unteren Rückenmuskeln und mobilisiert die Wirbelsäule. Gleichzeitig wird die rückwärtige Beinmuskulatur gedehnt.

1 Setzen Sie sich aufrecht in den Strecksitz, als würden Sie an einer Wand sitzen. Die Beine sind hüftbreit geöffnet, die Füße angezogen, die Arme strecken Sie in Schulterhöhe nach vorne. Atmen Sie in dieser Position tief ein.

2 Beim Ausatmen aktivieren Sie Ihr Powerhouse, d. h., Sie ziehen den Bauchnabel nach innen und runden den Rücken in einem großen Bogen nach vorn. Legen Sie sich in Gedanken über einen großen Ball und spüren Sie die sanfte Dehnung im unteren Rücken.

easy Wenn Sie zu starke Schmerzen in den Kniekehlen haben und dadurch die Übung nicht optimal ausführen können, beginnen Sie mit unserer »easy«-Übungsvariante.

Wiederholung: 3- bis 5-mal

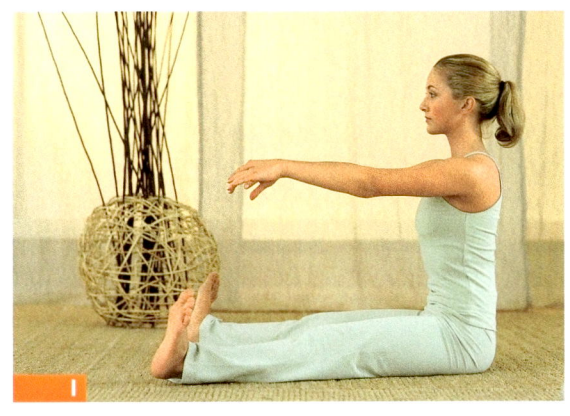

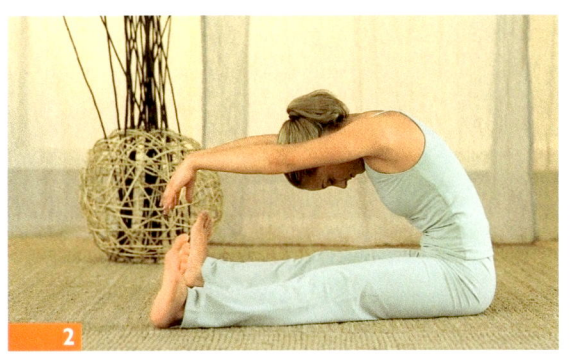

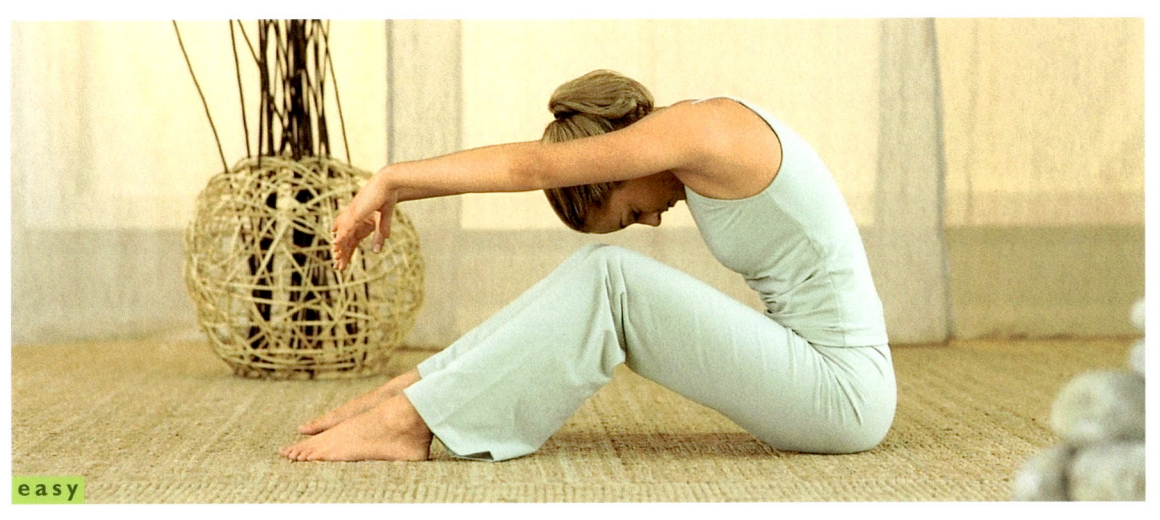

easy

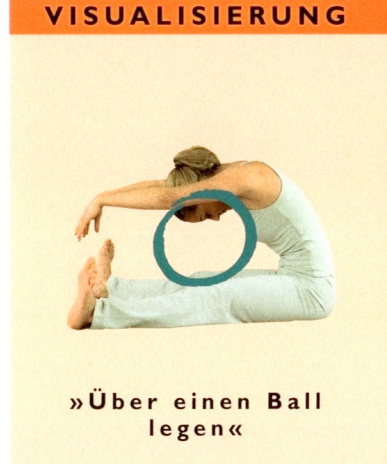

VISUALISIERUNG

»Über einen Ball legen«

Übungen im Sitz

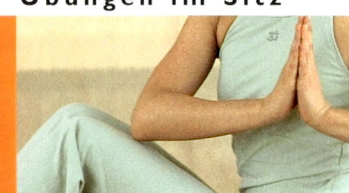

Spine Twist

Wirbelsäulenrotation

Durch die leichte Rotation der Wirbelsäule dehnen Sie insbesondere die vielen kleinen Muskeln entlang der Wirbelsäule und die rückwärtige Beinmuskulatur. Diese Übung trainiert Ihre Atemmuskulatur und ermöglicht Ihnen auf Dauer ein intensiveres Ein- und Ausatmen. Falls Sie momentan unter Rückenschmerzen leiden, sollten Sie diese Übung nicht ausführen. Bei Problemen im Schulterbereich verkleinern Sie den Drehwinkel der Wirbelsäule und halten Ihre Arme gebeugt vor der Brust (siehe Seite 39, »easy«).

1 Setzen Sie sich mit geschlossenen Beinen aufrecht hin. Die Arme hängen neben dem Körper. Konzentrieren Sie sich auf Ihre Sitzbeinhöcker und »wachsen Sie in den Himmel«.

2 Bei der Einatmung heben Sie Ihre Arme in die Seithalte. Lassen Sie Ihre Schultern dabei ganz entspannt. Streben Sie mit Ihren Händen auseinander. Drücken Sie in Gedanken die Wände auseinander.

3 Mit dem Ausatmen aktivieren Sie Ihr Powerhouse und drehen Ihren Oberkörper zur linken Seite.

VISUALISIERUNG

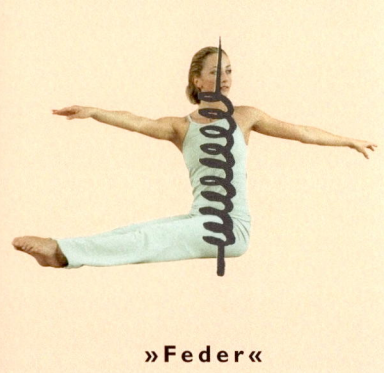

»Feder«

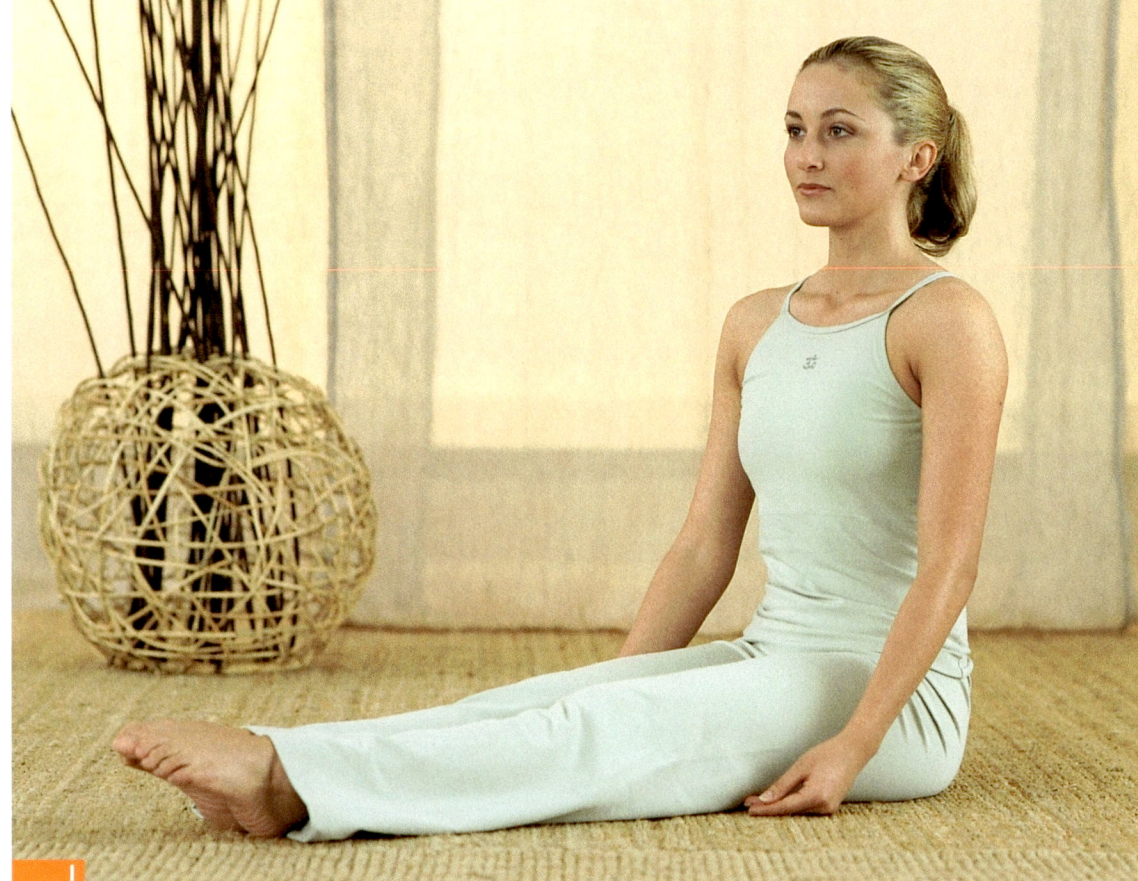

1

Halten Sie dabei die Beine fest zusammen und die Hüfte ruhig. Stellen Sie sich Ihre Wirbelsäule als eine große Feder vor und strecken Sie Ihre Wirbelsäule lang nach oben.

Kommen Sie bei der nächsten Einatmung zurück in die Mitte und drehen Sie sich dann mit dem Ausatmen zur rechten Seite.

Wenn Ihnen die Übung mit gestreckten Beinen sehr schwer fällt und Sie nicht ganz aufrecht sitzen können, führen Sie die Übung zu Beginn mit leicht gebeugten Beinen aus (siehe Abb. Seite 38).

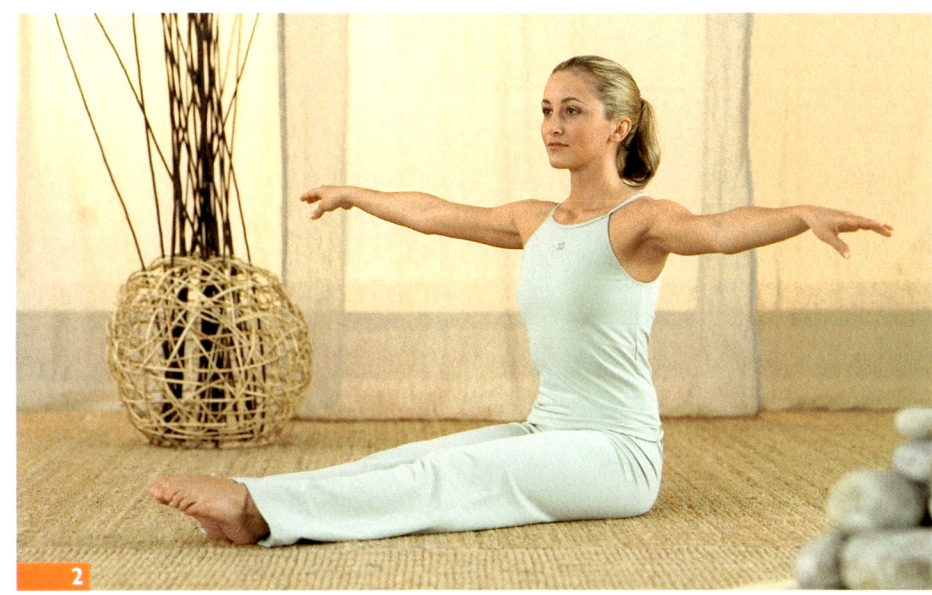

2

Wiederholung: 3- bis 5-mal pro Seite

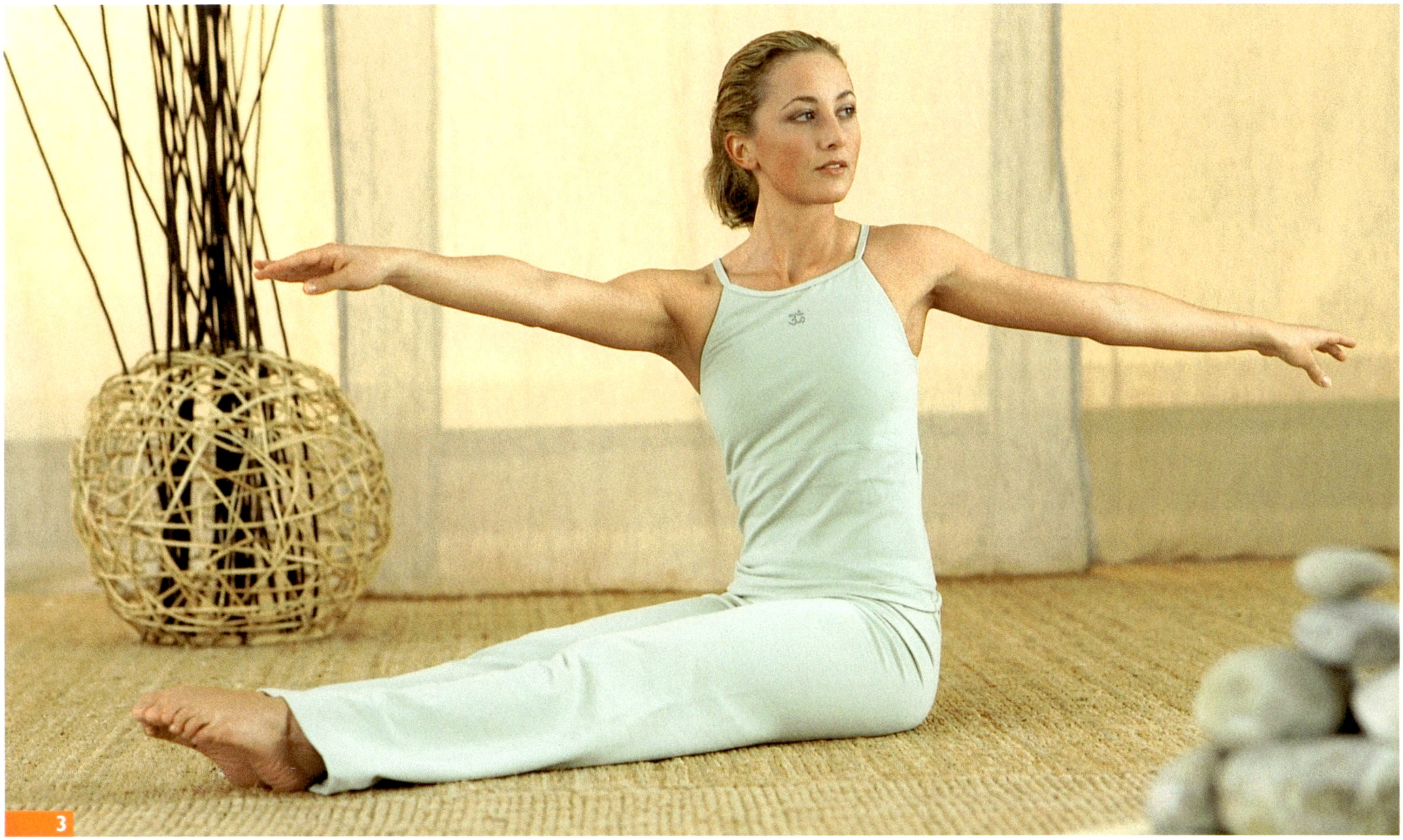

3

Übungen im Sitz

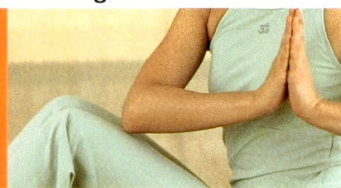

The Saw

Die Säge

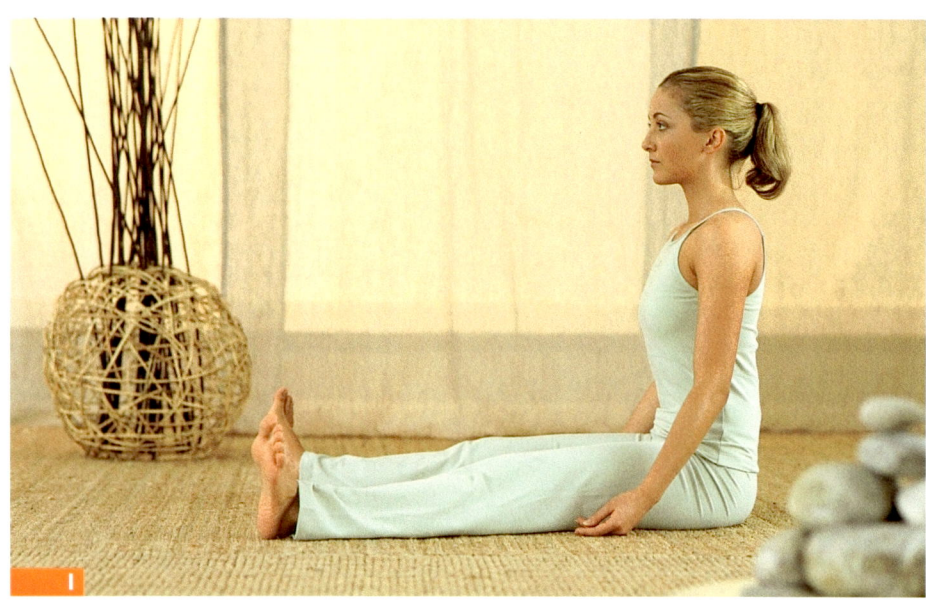

Mit dieser Übung leeren Sie die verbrauchte Luft aus Ihren Lungen, dehnen Ihre Rückenmuskeln und die Beinrückseite. Vermeiden Sie federnde Bewegungen und lassen Sie Ihre Schultern unten – das heißt, es ist viel Platz zwischen Ihren Ohren und Schultern.

1 Begeben Sie sich in den aufrechten Sitz, die Beine hüftbreit geöffnet, die Füße angezogen, die Arme neben dem Körper.

2 Beim Einatmen heben Sie Ihre Arme in die Seithalte und drehen sich in der Taille zur rechten Seite. Verlängern Sie Ihre Wirbelsäule beim Drehen und schieben Sie Ihren Scheitel zur Decke. Ihre Hüfte bleibt stabil, die Sitzbeinhöcker fest am Boden.

3 Bei der Ausatmung aktivieren Sie als Erstes Ihr Powerhouse und beugen sich dann aus der Taille

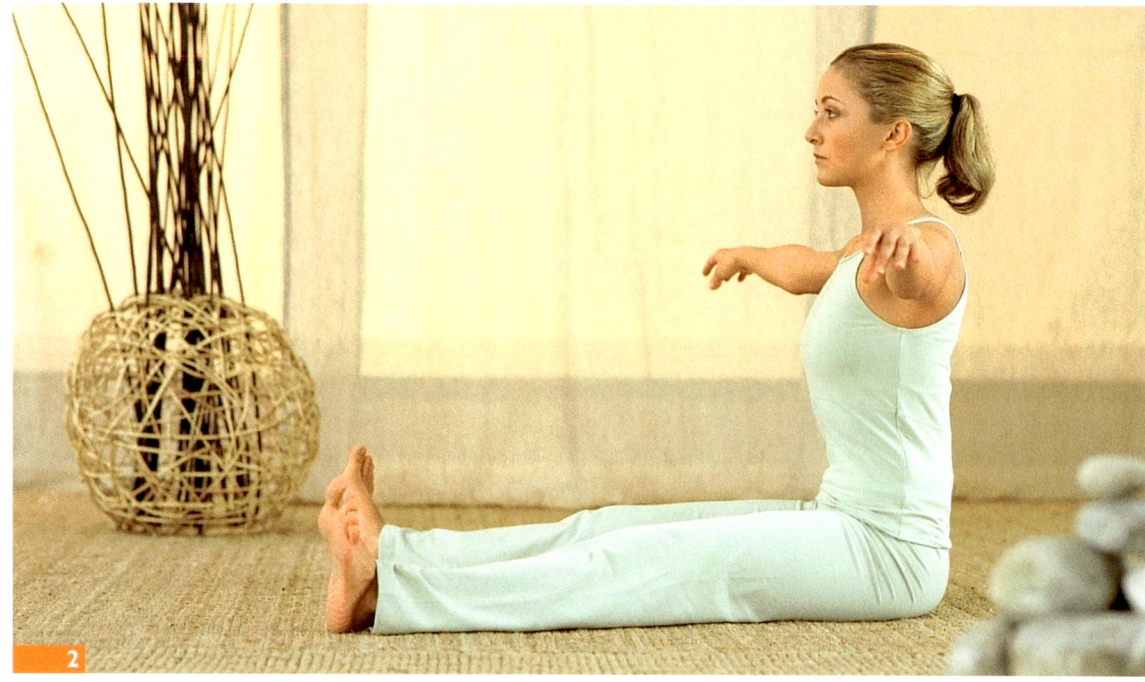

heraus schräg nach rechts-vorn. Der Rücken rundet sich. Der kleine Finger der linken Hand zieht außen am kleinen Zeh des rechten Fußes vorbei. Lassen Sie Ihre linke Hand in Gedanken zu einer Säge werden.

Richten Sie Ihren Oberkörper beim Einatmen wieder auf und »sägen« Sie dann beim nächsten Ausatmen zur linken Seite.

Denken Sie immer daran – wenn Sie Schmerzen in der Beinrückseite oder im Rücken haben, führen Sie die Übung zu Beginn mit leicht gebeugten Beinen aus. Stellen Sie die Beine auf den Fersen an und ziehen Sie Ihre Zehen nach oben. Die Übungsausführung bleibt gleich.

Wiederholung: 2- bis 3-mal pro Seite

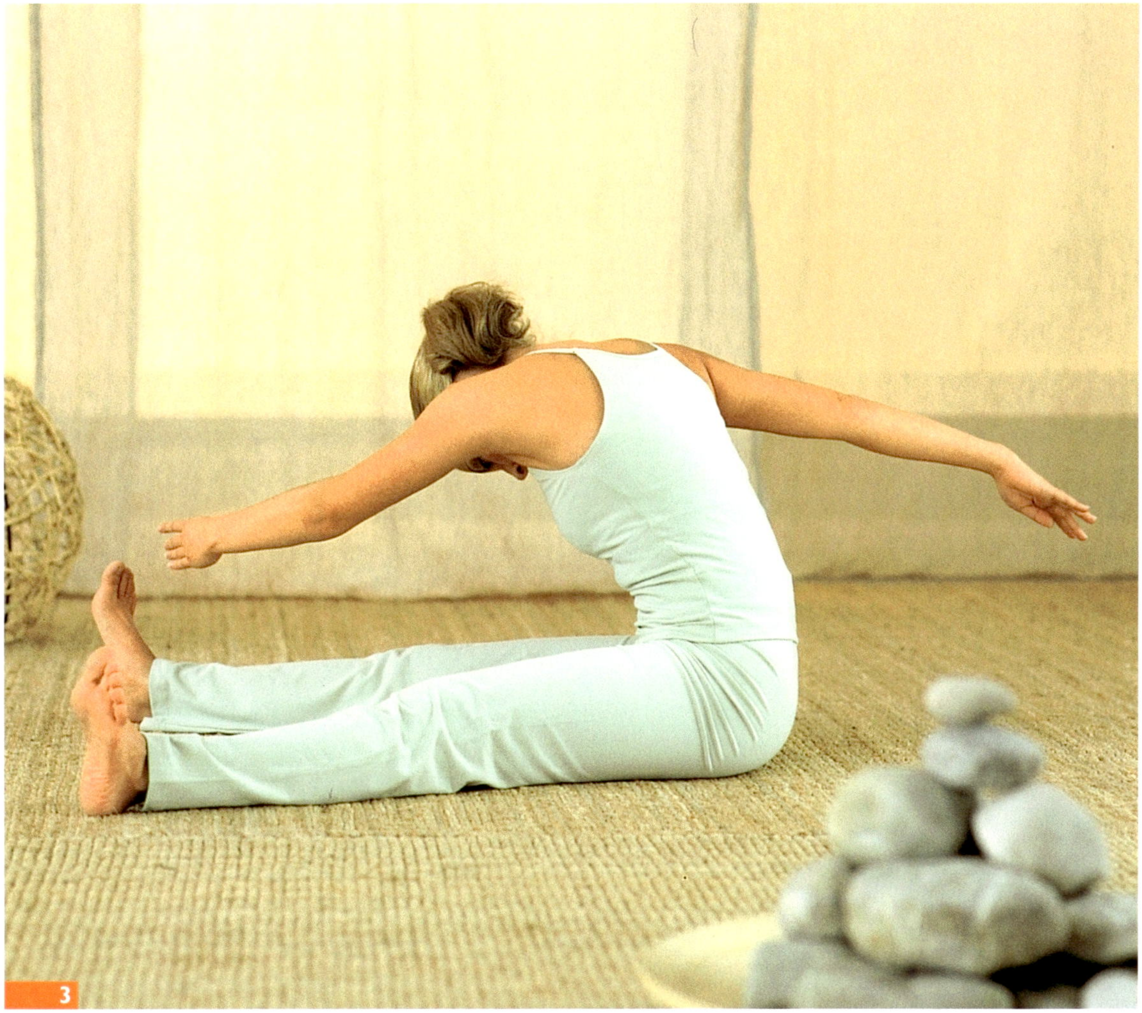

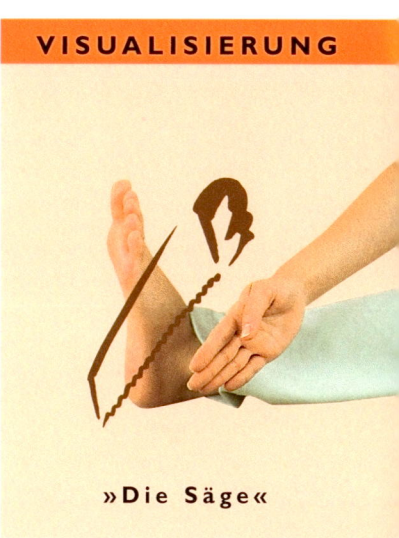

VISUALISIERUNG

»Die Säge«

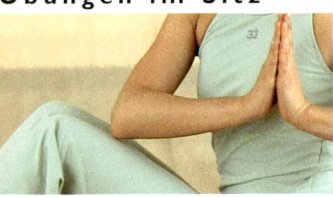

Rolling like a Ball

Rollen wie ein Ball

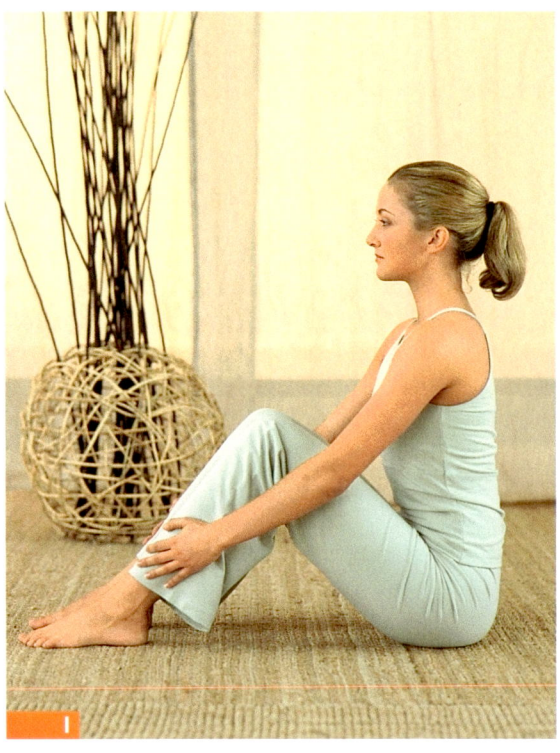

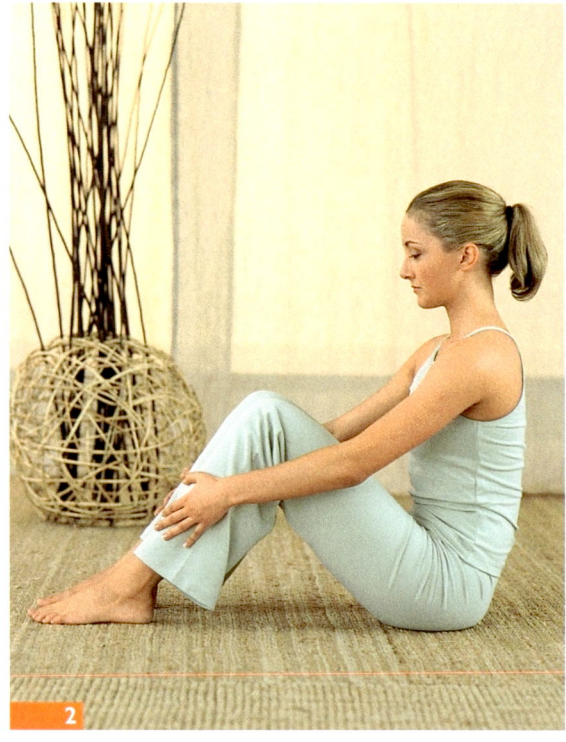

Die Übung »Rolling like a Ball« fordert Ihr Gleichgewichtsgefühl, Ihr Koordinationsvermögen und den vollen Einsatz Ihrer Muskeln. Sie stärkt insbesondere Ihr Powerhouse und massiert Ihren Rücken.

Führen Sie die Abrollbewegung äußerst vorsichtig durch. Tasten Sie sich langsam an die Endbewegung heran, um Verletzungen zu vermeiden. Wenn Sie eine nachgewiesene Skoliose (seitliche Haltungsabweichung) haben, verzichten Sie bitte auf diese Übung.

1 Setzen Sie sich aufrecht hin, die Beine sind angezogen, die Zehen berühren den Boden nur leicht. Platzieren Sie Ihre Hände rechts und links an Ihren Fesseln und atmen Sie tief in Ihren Brustkorb ein. Lassen Sie dabei Ihren Rücken noch länger werden und streben Sie mit Ihrem Scheitel zur Decke.

2 Das Powerhouse wird bei der anschließenden Ausatmung aktiviert, der Bauchnabel wird nach innen gezogen und die Lendenwirbelsäule ganz bewusst nach hinten gerundet.

3 Mit dem Einatmen rollen Sie nach hinten, ohne Ihre runde Form aufzugeben. Ihr Körper ist jetzt ein Ball.

4 In der hintersten Position haben nur die Schulterblätter Kontakt mit dem Boden – Kopf und Nacken sind in der Luft.

5 Die nächste Ausatmung bringt Sie wieder zurück in den Sitz, die Bewegung beginnt von vorn.

Bei »Rolling like a Ball« ist besonders der Bewegungsfluss wichtig. Bei den ersten Wiederholungen wird es Ihnen sicher noch schwer fallen, die Bewegung fließen zu lassen. Versuchen Sie, jeden einzelnen Wirbel beim Abrollen zu spüren und besonders in die Bereiche der Wirbelsäule zu atmen, die sich schwer bewegen lassen. Wenn Sie einmal den Dreh heraus haben, werden Sie diese Übung sehr gerne ausführen.

Wiederholung: 6- bis 10-mal

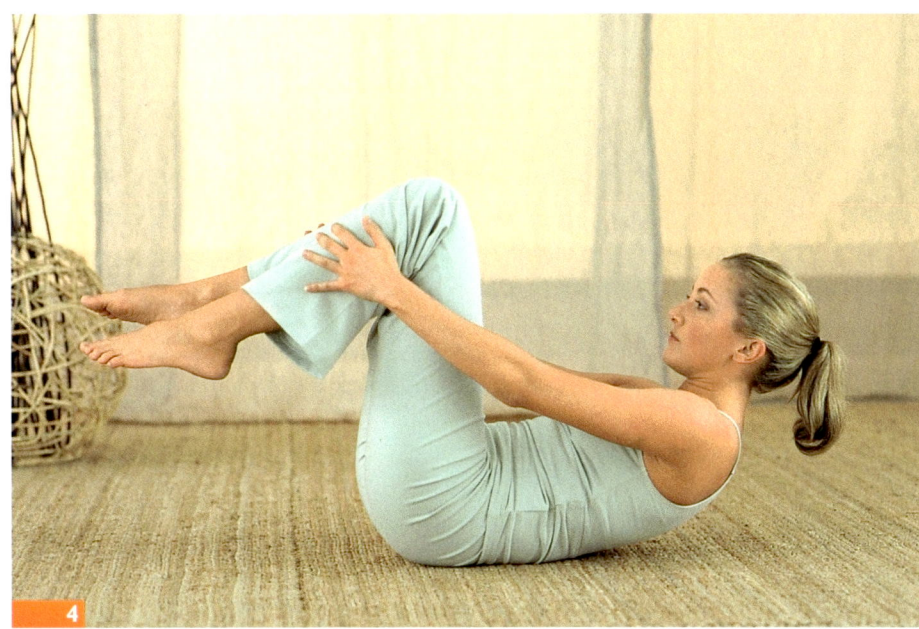

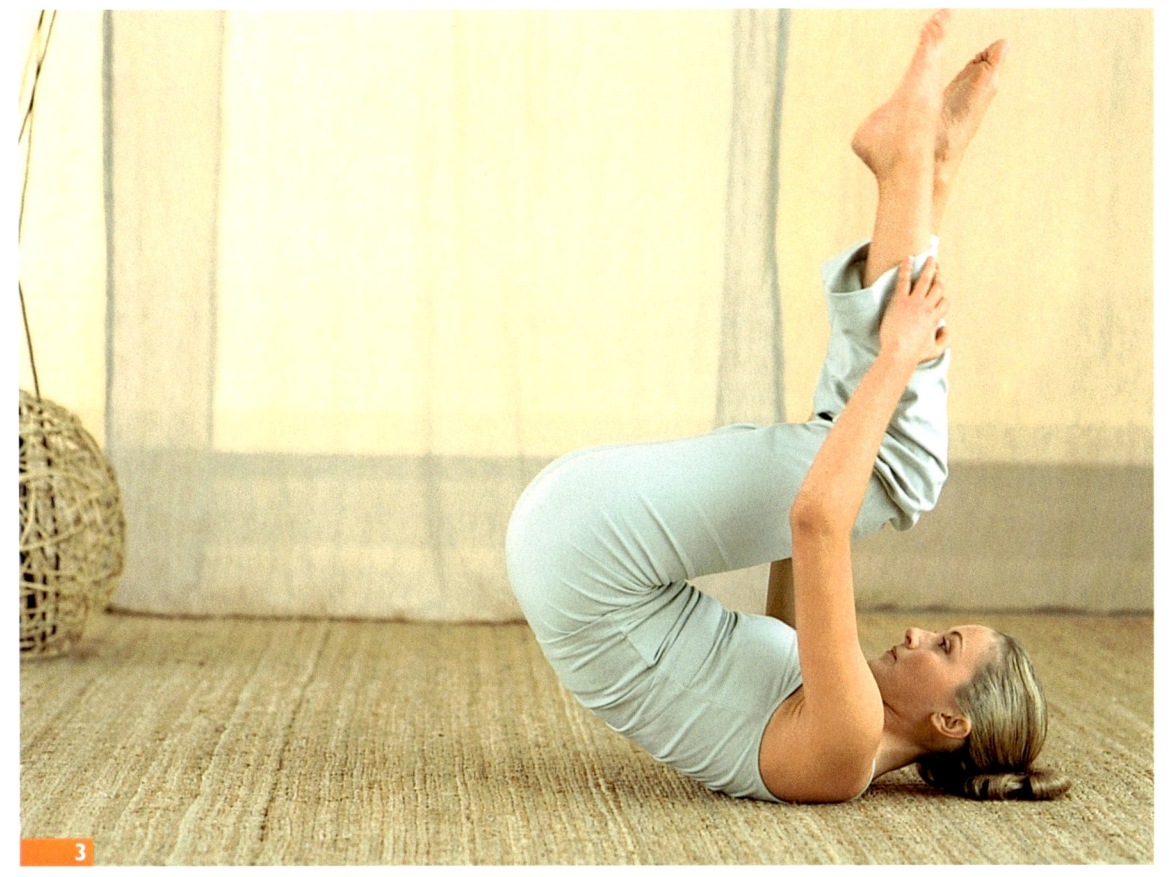

VISUALISIERUNG

»Rollen wie ein Ball«

Übungen in der Rückenlage

Stabilisieren Sie Ihre Wirbelsäule!

Verwöhnen Sie Ihren Rücken

Die Rückenlage ist die Ausgangsposition für viele Pilates-Übungen. Ihre Wirbelsäule sollte hier immer in einer neutralen Position sein (siehe Seite 18) – es sei denn, es wird in der Übungsbeschreibung anders angegeben. Vermeiden Sie sowohl eine Hohlkreuzposition als auch eine extreme Aufrichtung des Beckens, sodass die Lendenwirbelsäule gerundet ist. Ziehen Sie sich in die Länge – die Arme streben nach oben und die Füße nach unten.

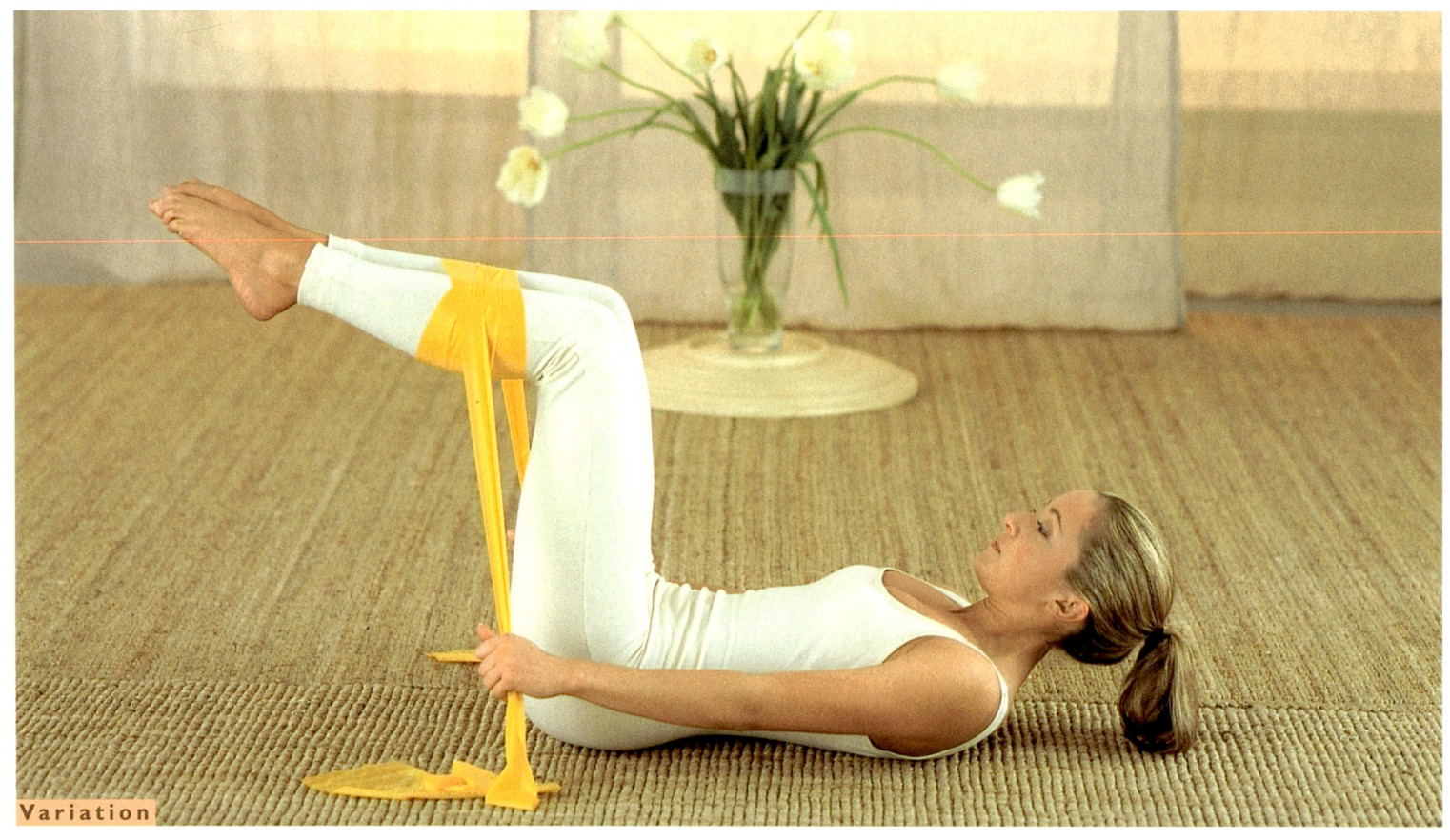

Variation

The Hundred

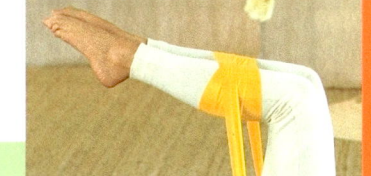

Die Hundert

Diese Übung kennt fast jeder, der schon einmal etwas von Pilates gehört hat. »The Hundred« war eine der ersten Übungen, die Joseph Pilates entwickelt hat; sie dient zum Aufwärmen und Vorbereiten des Körpers auf die Bodenübungen.

1 Stellen Sie in der Rückenlage Ihre Beine auf und legen Sie die Arme neben Ihren Körper. Atmen Sie tief ein.

2 Heben Sie bei der anschließenden Ausatmung die Beine nacheinander in die Luft. Ober- und Unterschenkel bilden einen Winkel von 90°. Atmen Sie in dieser Position wieder ein.

3 Beim Ausatmen aktivieren Sie Ihr Powerhouse und heben Kopf, Schultern und Arme vom Boden ab. Die Arme liegen lang neben dem Körper, die Handflächen

zeigen nach unten. Drücken Sie die Schultern von den Ohren weg und halten Sie den Bauch flach. Nun beginnt die eigentliche Übung: Sie führen Ihre Arme rhythmisch auf und ab, als würden Sie damit auf eine Wasseroberfläche »patschen«. Sie pumpen mit den Armen 5-mal beim Einatmen und 5-mal beim Ausatmen. Diesen Zyklus führen Sie bis zu 10-mal durch – das ergibt 100 Pumpbewegungen. Daher stammt der Name »The Hundred«.

4 Als »Könner« führen Sie die Übung mit gestreckten Beinen durch.

Variation Sie können diese Übung noch interessanter gestalten, wenn Sie ein Thera-Band um die Unterschenkel wickeln und die Pumpbewegungen gegen dessen Widerstand ausführen (siehe S. 46). Probieren Sie es aus.

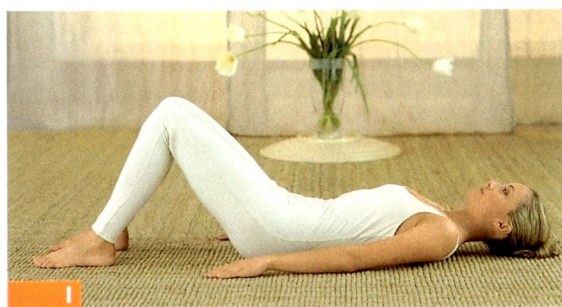

1

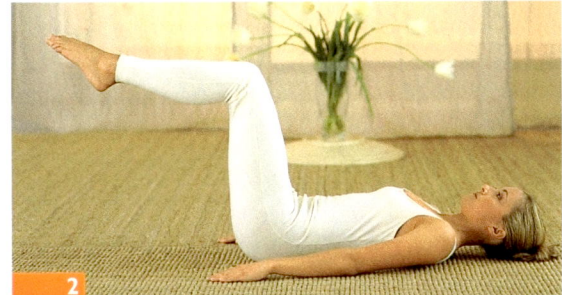

2

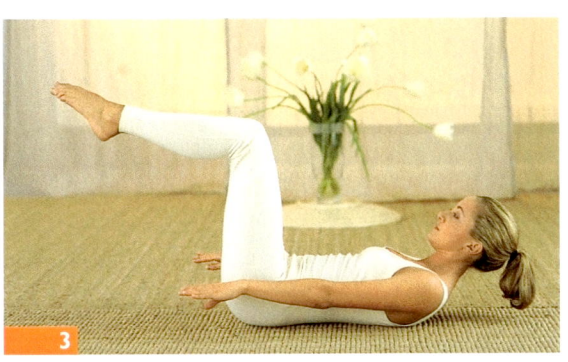

3

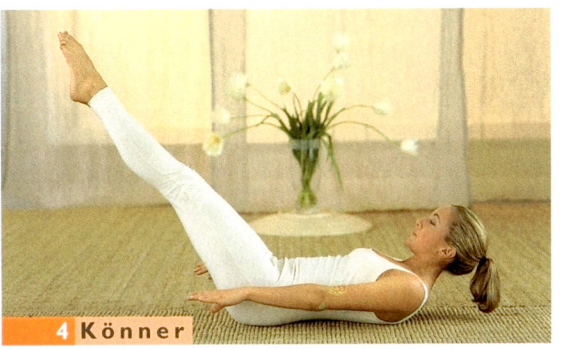

4 Könner

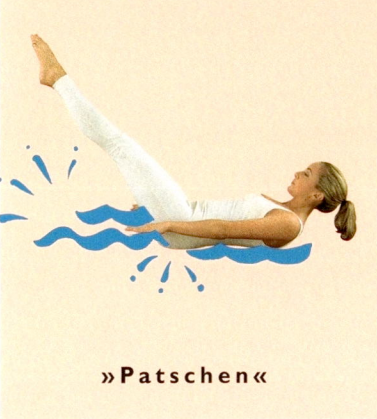

VISUALISIERUNG

»Patschen«

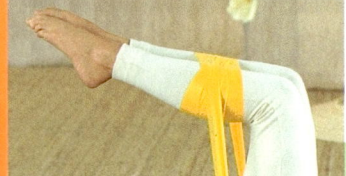

Leg Circle

Beinkreisen

Das Beinkreisen fördert die Beweglichkeit Ihrer Hüftgelenke und trainiert die gesamte Muskulatur in diesem Bereich. Zusätzlich wird Ihr Powerhouse stark gefordert und die Schulterblätter müssen aktiv nach unten gezogen werden.

Der Leg Circle sieht auf den ersten Blick sehr einfach aus, aber Sie werden bald merken, wie schwierig die exakte Ausführung ist. Bei der Übung darf sich nur das kreisende Bein bewegen, der restliche Körper bleibt fest verankert auf der Matte. Zur Kontrolle können Sie Ihre Hände beidseitig auf Ihre Hüftknochen legen. Die Hüfte darf sich nicht bewegen.

Beginnen Sie mit einer kleinen Bewegungsamplitude. Erst langsam vergrößern Sie dann die Kreisbewegung des Beines.

easy Der Leg Circle mit dem Thera-Band erleichtert Ihnen die Übung zu Beginn und fördert die Körperwahrnehmung. Legen Sie sich dazu flach auf den Rücken,

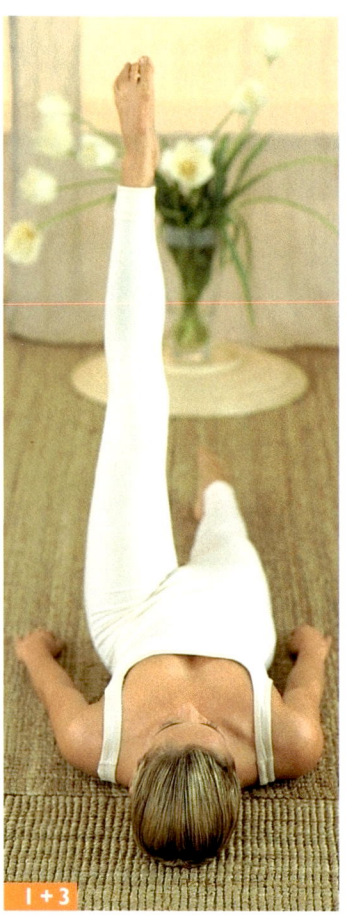

1 + 3

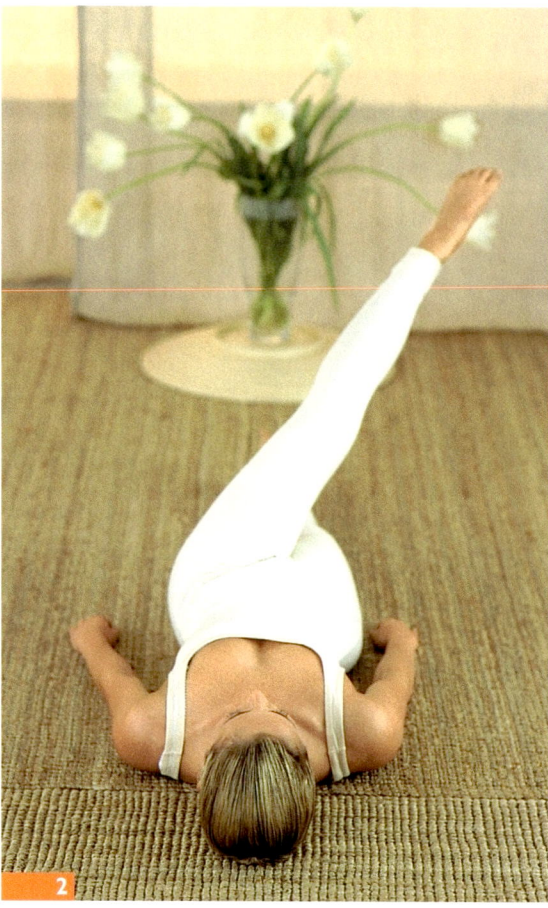

2

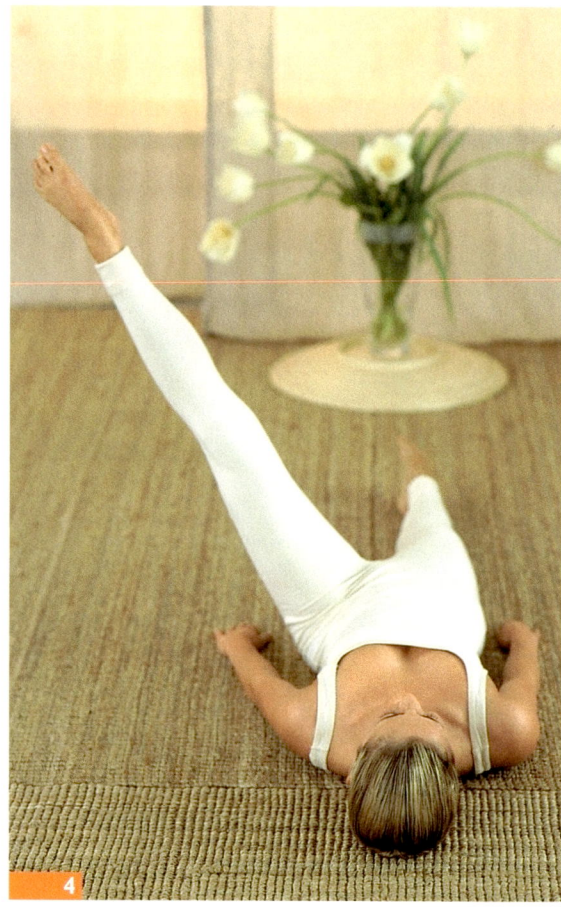

4

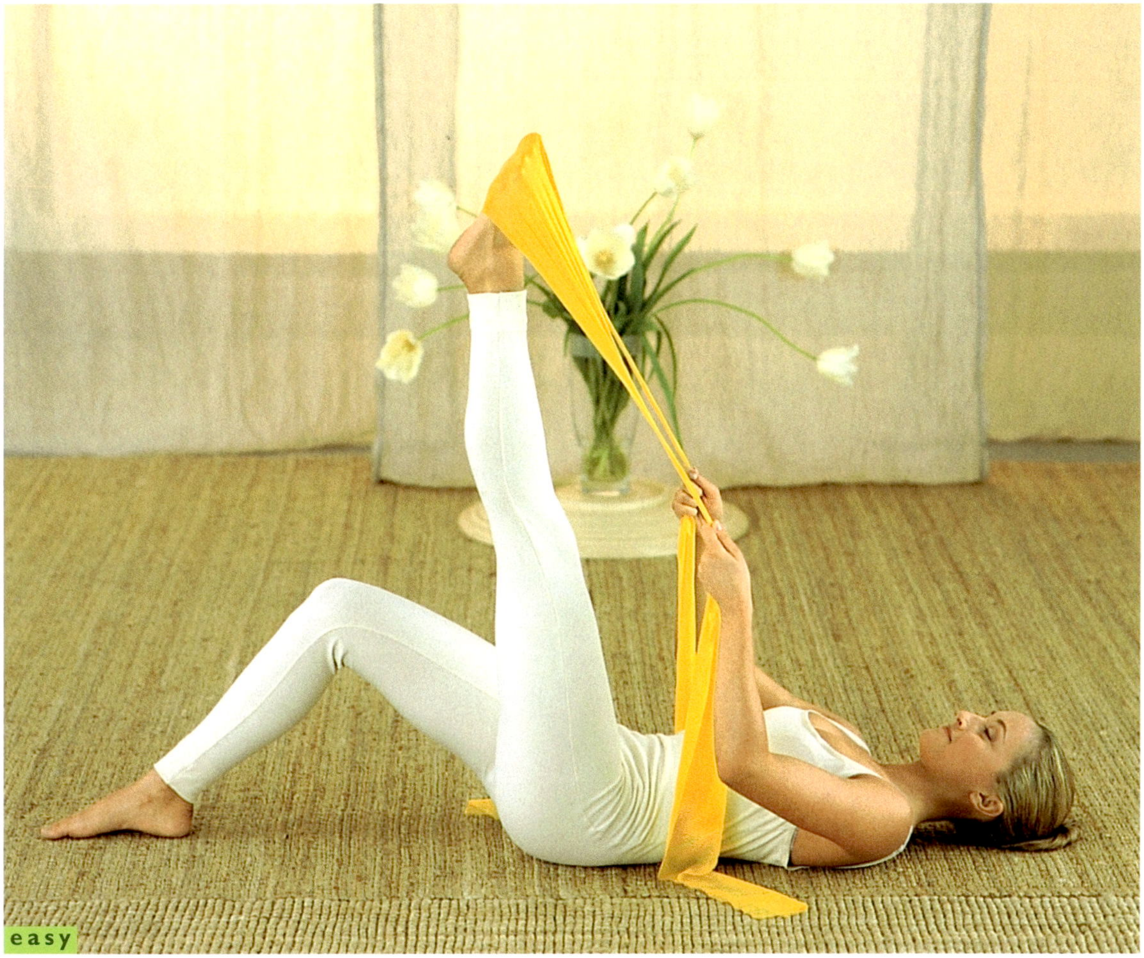

easy

stellen Sie ein Bein an und legen Sie Ihr Thera-Band um die Fußsohle des anderen Beines. Strecken Sie dieses dann senkrecht nach oben und spannen Sie das Thera-Band, indem Sie das Band mit den Händen und gestreckten Armen zum Boden ziehen. Nun beginnen Sie mit dem Beinkreisen einwärts.

1 Legen Sie sich flach auf den Rücken. Der Hals ist lang und entspannt, die Wirbelsäule in neutraler Position. Die Beine strecken Sie lang aus. Atmen Sie tief ein. Beim Ausatmen aktivieren Sie Ihr Powerhouse und heben Ihr linkes Bein senkrecht nach oben.

2 Stellen Sie sich nun vor, Ihr Bein wäre ein Pinsel und Sie sollen an die Decke gleichmäßige Kreise zeichnen. Beginnen Sie während der Einatmung das Bein einwärts – zur rechten Seite – über Ihrem Körper zu kreisen.

3 Führen Sie das Bein weiter bis zur Körpermitte und

4 beenden Sie den Kreis (zur linken Seite) mit der Ausatmung.

Während der gesamten Übung sollte die Hüfte fest am Boden aufliegen und das gestreckte Bein am Boden lang gezogen werden.

Wiederholung: 5-mal je Bein und Richtung

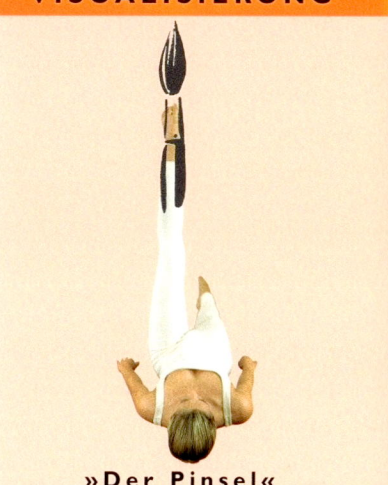

VISUALISIERUNG

»Der Pinsel«

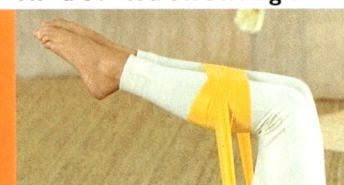

Single Leg Stretch

Dehnung mit einem Bein

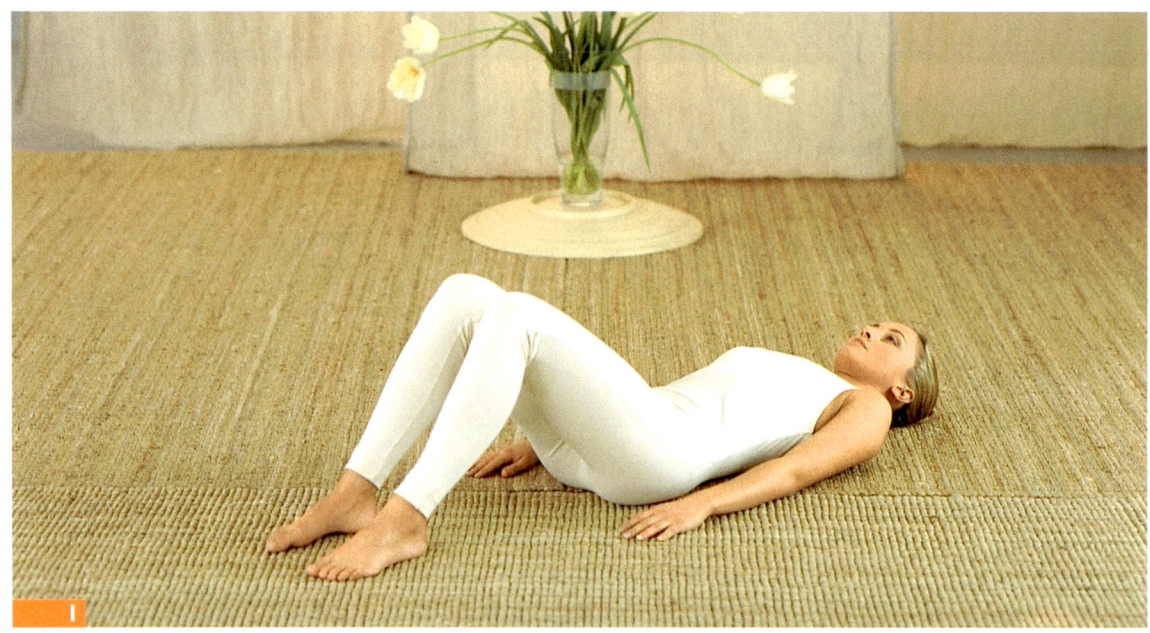

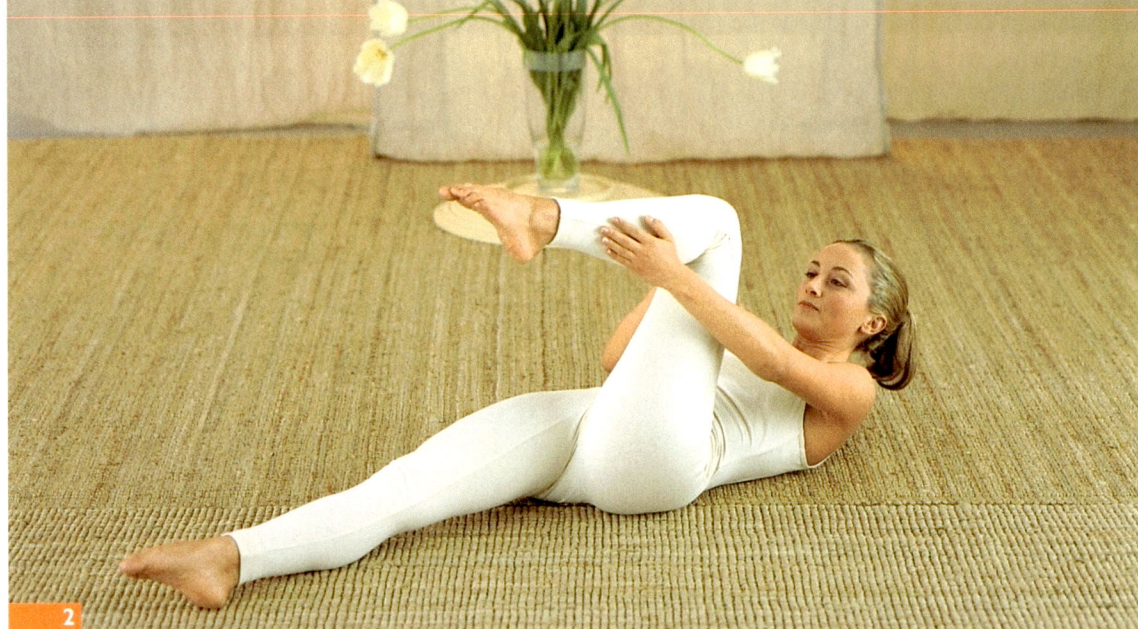

TIPP

*Sie wechseln bei dieser
Übung pro Atemzug von
rechts nach links.*

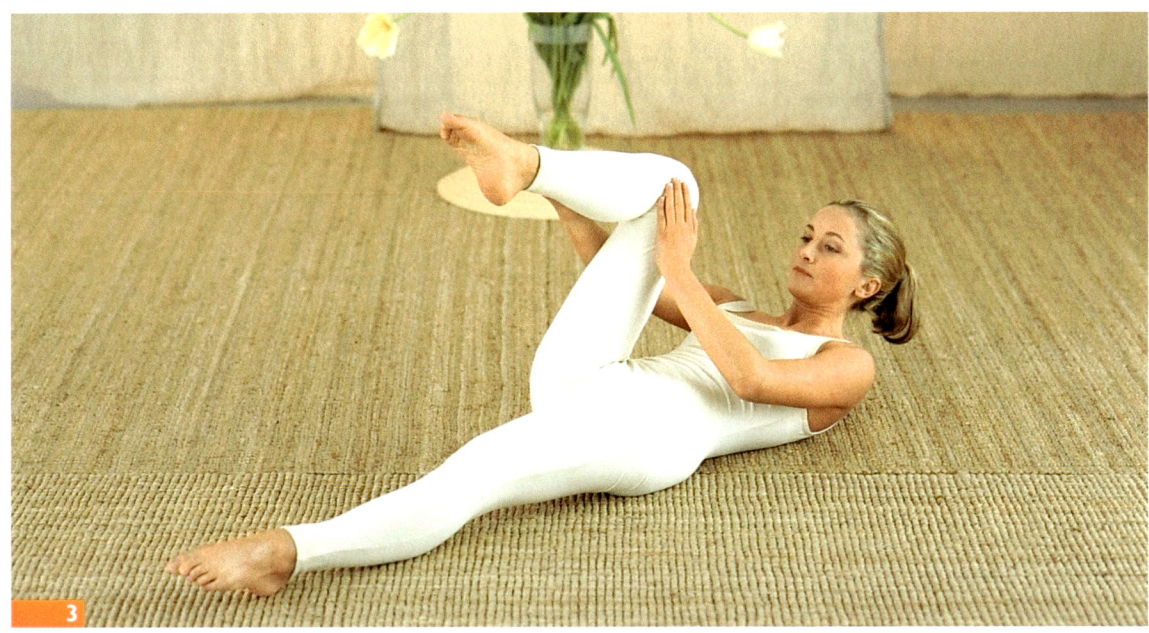

Beim Single Leg Stretch werden Ihre Beine wechselseitig gedehnt. Gleichzeitig muss Ihr Powerhouse aktiv bleiben, die Hüfte und die Schultern dürfen Ihre Position nicht aufgeben. Sie fühlen sich »verankert«.
Achten Sie bei der Ausführung besonders auf den Bewegungsfluss. Führen Sie keine ruckartigen Bewegungen aus.

1 Legen Sie sich mit aufgestellten Beinen auf den Rücken. Atmen Sie tief ein.

2 Beim Ausatmen ziehen Sie gleichzeitig Ihr linkes Bein zur Nase, strecken das rechte Bein diagonal nach vorn und heben Kopf und Oberkörper an. Die linke Hand streckt sich dabei zum linken Fuß, die rechte Hand berührt die Innenseite des linken Knies. Halten Sie Ihren Bauch flach und strecken Sie das rechte Bein lang aus.

3 Sie wechseln die Beine bei der nächsten Einatmung, wobei die Hände gegengleich zum rechten Bein geführt werden. Das heißt, die rechte Hand streckt sich dabei zum rechten Fuß und die linke Hand berührt die Innenseite des rechten Knies.

easy Sie können den Single Leg Stretch erleichtern, wenn Sie ein Bein senkrecht nach oben strecken und das andere Bein zum Oberkörper beugen.

Wiederholung: 5 bis 10 Beinwechsel

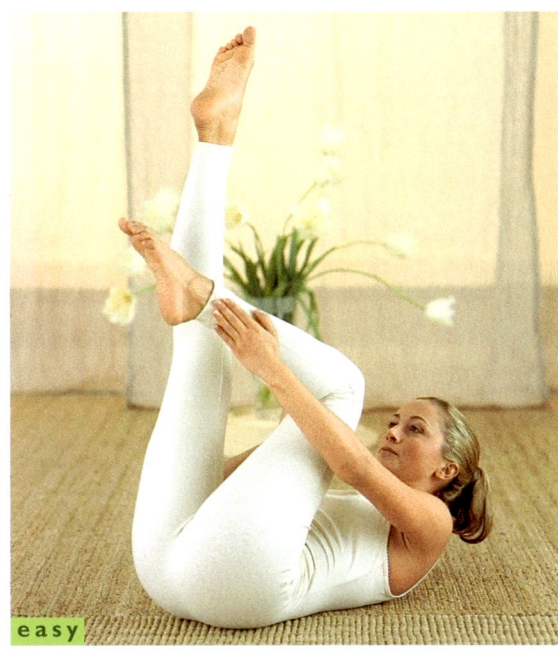

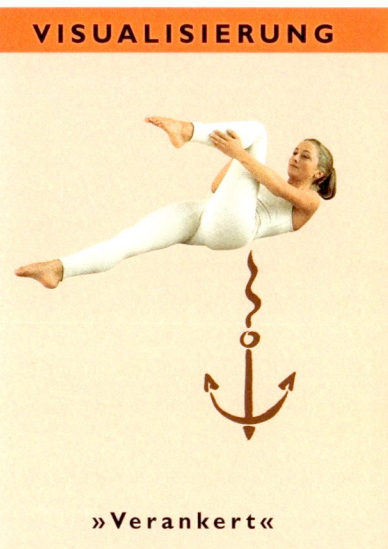

VISUALISIERUNG

»Verankert«

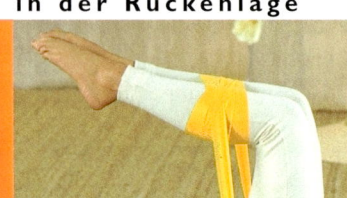

Criss Cross

Überkreuzen

Diese Übung ist Ihnen sicher bekannt, oder? Sie dient der Kräftigung der schrägen, geraden und quer verlaufenden Bauchmuskeln und wird sehr häufig in den klassischen Bauch-Beine-Po-Stunden und in der Wirbelsäulengymnastik angewendet.

Durch das aktive Anspannen aller Muskeln, die zum Powerhouse gehören – also auch der Beckenbodenmuskeln – und das Einhalten der Pilates-Prinzipien bekommt diese Übung eine neue Dimension. Führen Sie das Überkreuzen langsam und flüssig aus. Konzentrieren Sie sich auf jede einzelne Bewegungsphase und Sie werden merken, dass dies eine der besten Übungen für die Körpermitte ist.

1 Legen Sie sich flach auf den Rücken, die Hände unter dem Kopf und bauen Sie eine Grundspannung in Ihrem Körper auf. Atmen Sie tief in den Brustkorb ein und heben Sie Ihre Beine nacheinander bei der nächsten Ausatmung in einem 90°-Winkel nach oben. Atmen Sie in dieser Position wieder ein.

2 Heben Sie Ihren Oberkörper bei der nächsten Ausatmung diagonal zu Ihrem linken Knie. Stellen Sie sich vor, Ihr Oberkörper sei einzementiert. Sie können nur Arme und Beine bewegen, Ihre Körpermitte bleibt ganz stabil und die Ellenbogen außen. Vermeiden Sie ein zu starkes Einrollen im Oberkörper.

3 Wechseln Sie die Seite beim nächsten Einatmen. Der gehobene Oberkörper dreht sich zum rechten Knie.

Sie wechseln bei dieser Übung pro Atemzug von einer Seite zur andern.

easy Sie können diese Übung durch das Aufstellen eines Beines zu Beginn erleichtern.

Wiederholung: 4 bis 6 Beinwechsel

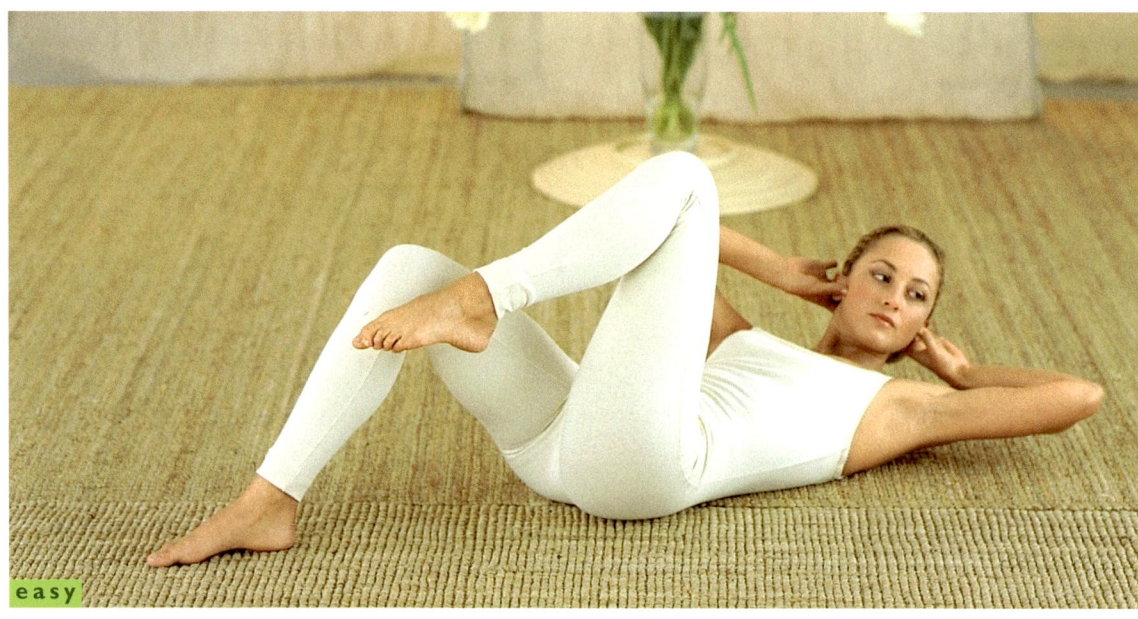

easy

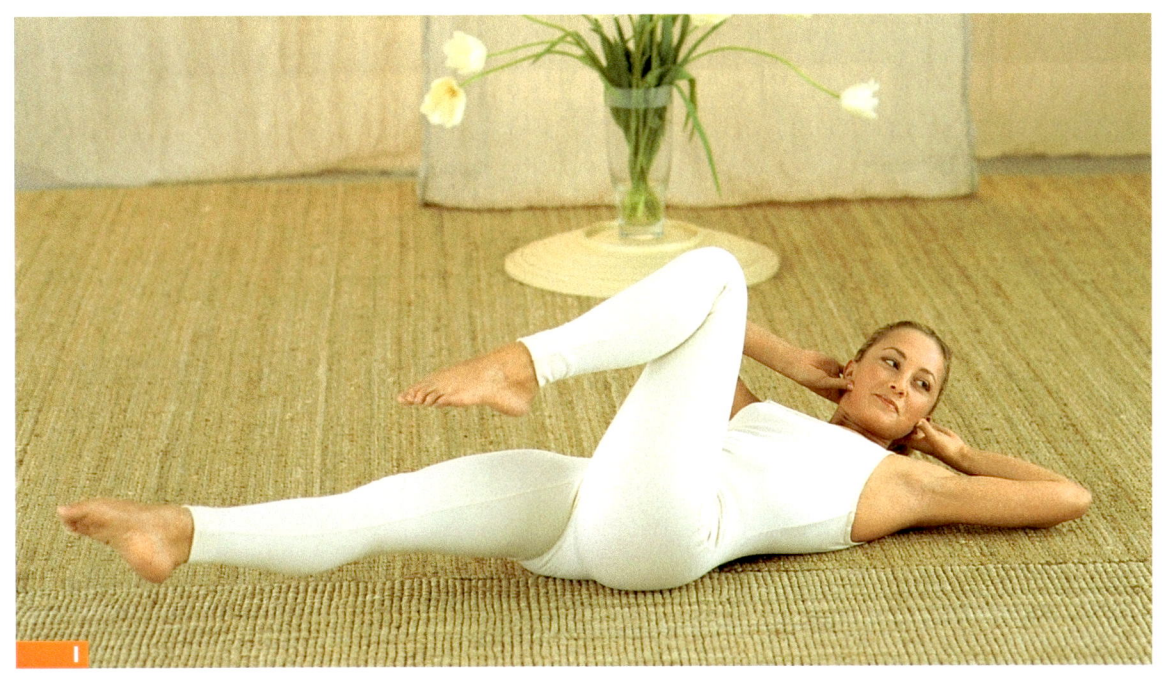

1

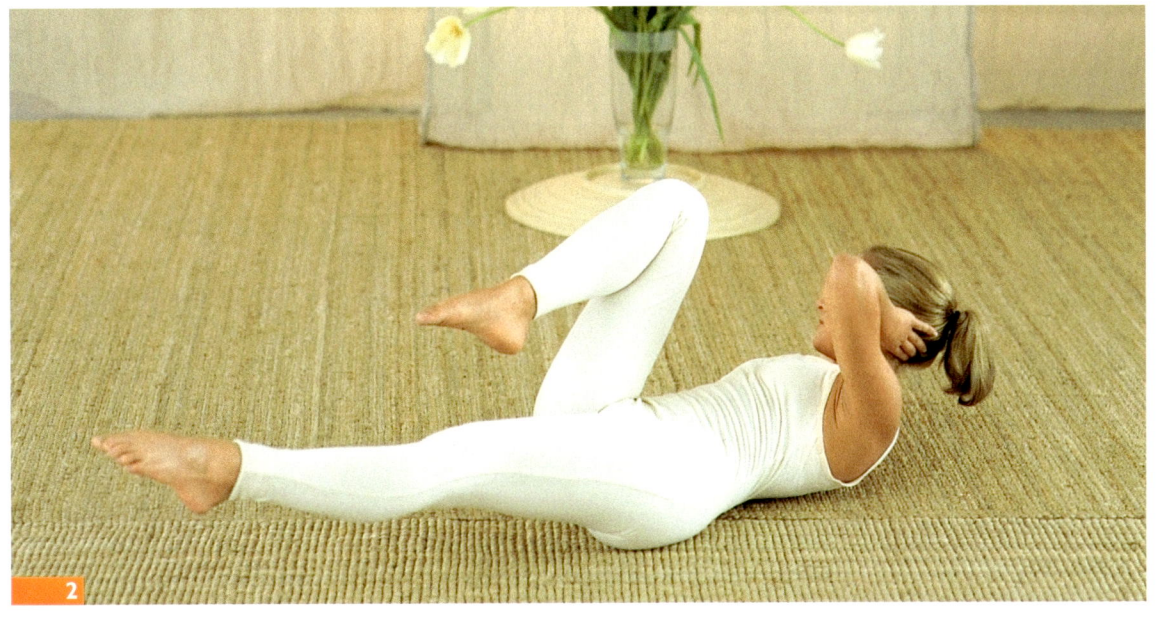

2

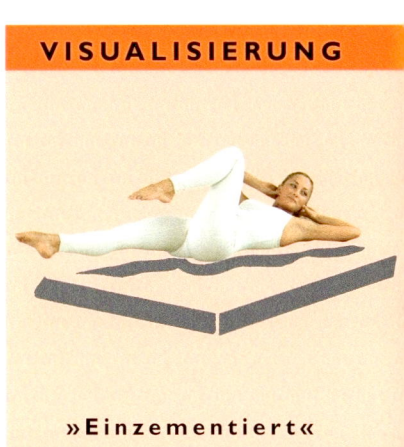

VISUALISIERUNG

»Einzementiert«

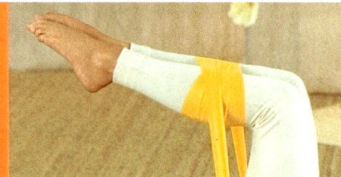

Shoulder Bridge

Schulterbrücke

Diese Übung wird Ihnen nicht ganz leicht fallen. Sie ist sehr anstrengend und fordert Ihr Koordinationsvermögen. Regelmäßig ausgeführt stärkt die Schulterbrücke das Gesäß, die Oberschenkel und den Bauch und verbessert Ihre Sensibilität für die Hüften.

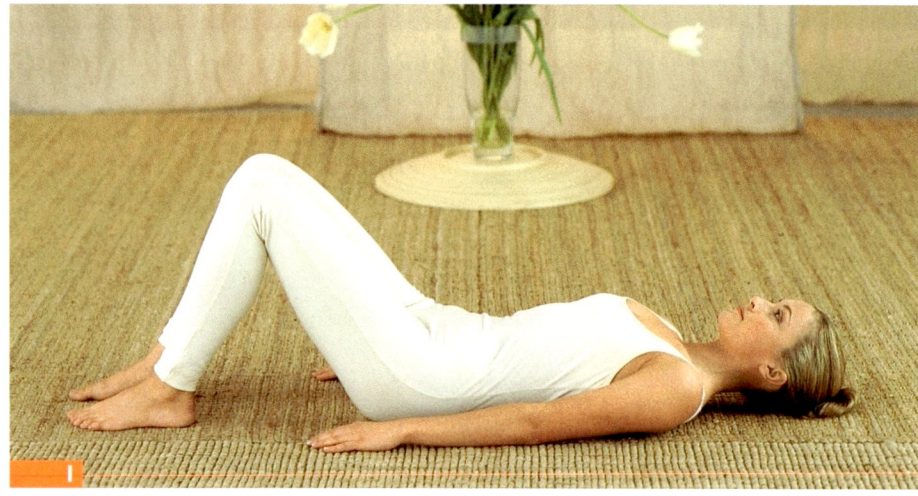

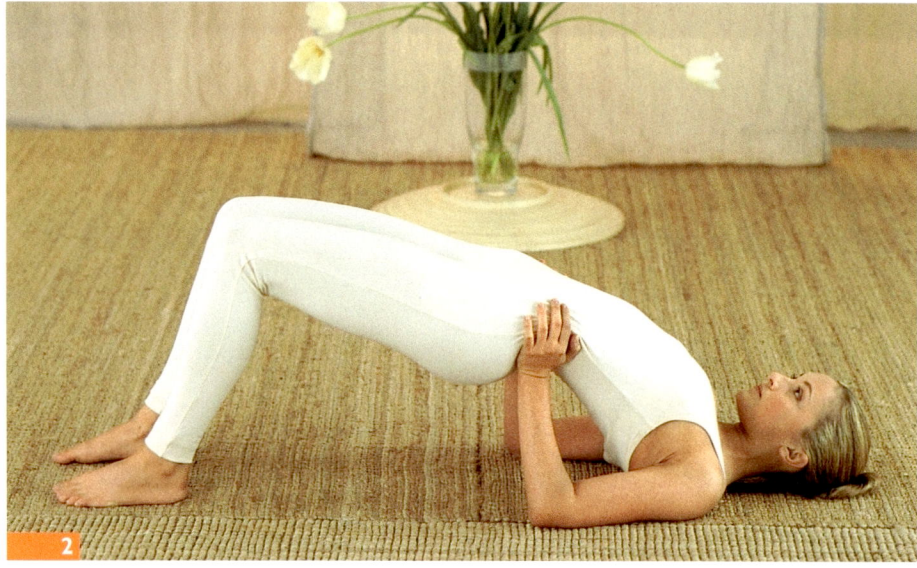

1 Legen Sie sich mit aufgestellten Beinen auf den Rücken, atmen Sie tief ein und rollen Sie Ihren Oberkörper beim Ausatmen so weit nach oben, dass Oberschenkel, Hüften, Bauch und Brustkorb eine Linie bilden. Stellen Sie sich vor, Ihre Hüften liegen auf der höchsten Stelle einer Brücke auf.

2 Dann platzieren Sie Ihre Hände unter den Hüften. Die Ellbogen stehen genau unter den Händen und die Finger zeigen nach außen. Pressen Sie Ihre Oberarme in den Boden, um den »Stress« von Ihren Ellbogen zu nehmen.

3 Mit der nächsten Einatmung strecken Sie Ihr rechtes Bein lang nach oben und

4 senken es beim Ausatmen auf Hüfthöhe parallel zum linken Oberschenkel. Die Körperhaltung darf sich während der Bewegung nicht verändern. Halten Sie die Linie von den Schultern, über die Hüften bis hin zur rechten Zehenspitze und konzentrieren Sie sich auf Ihr Powerhouse. Dann wird das Bein bei der nächsten Einatmung wieder in die Senkrechte gehoben. Diese Bewegung – das Senken und Heben des Spielbeins – wird bis zu 3-mal durchgeführt, von der Brückenmitte zum Brückenanfang und zurück. Erst danach stellen Sie beim Ausatmen Ihr rechtes Bein nach unten ab. Dann führen Sie die Übung mit dem linken Bein aus. Zu Beginn des Trainings können Sie sich nach jeder Seite in der Rückenlage ausruhen. Später werden Sie die Übung ohne Probleme mehrmals hintereinander rechts und links ausführen können, ohne die Brückenposition zu verlassen. Viel Erfolg dabei!

Wiederholung: Pro Seite das Bein 3- bis 5-mal heben und senken

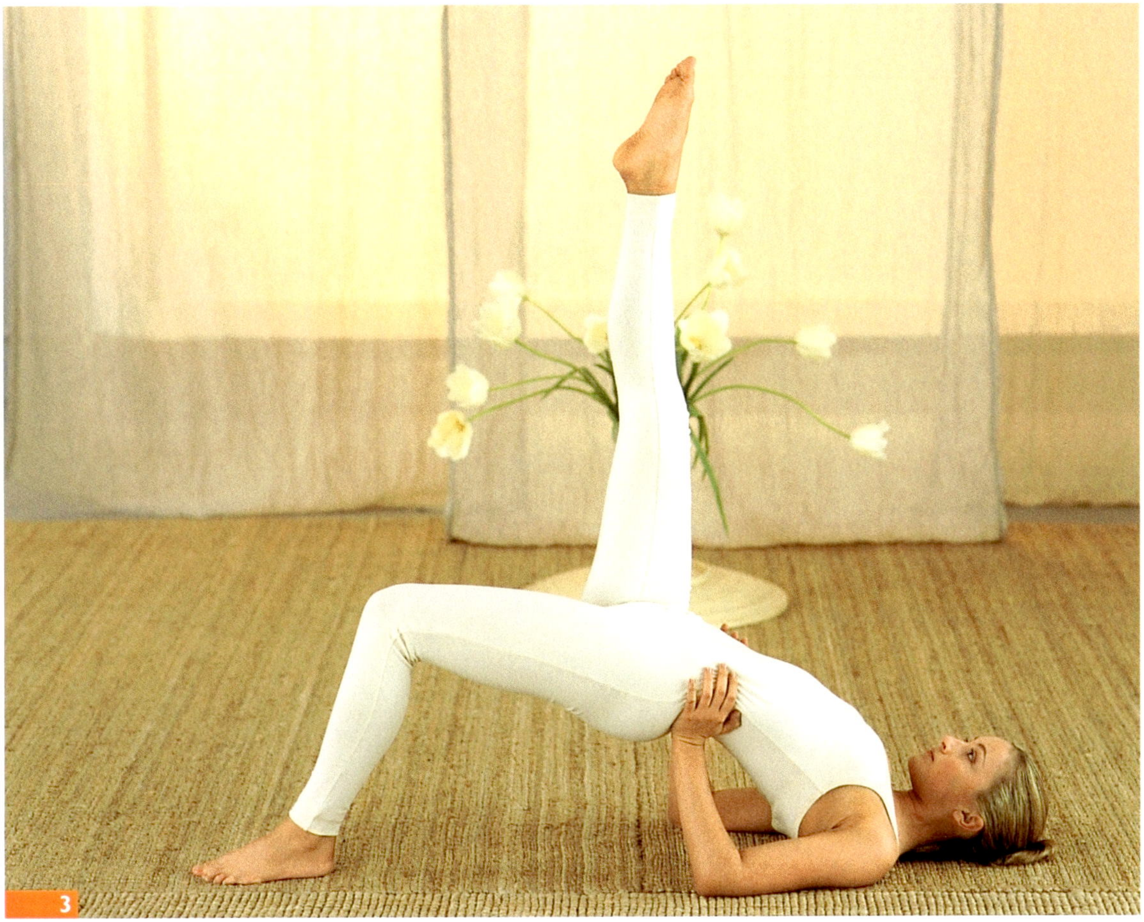

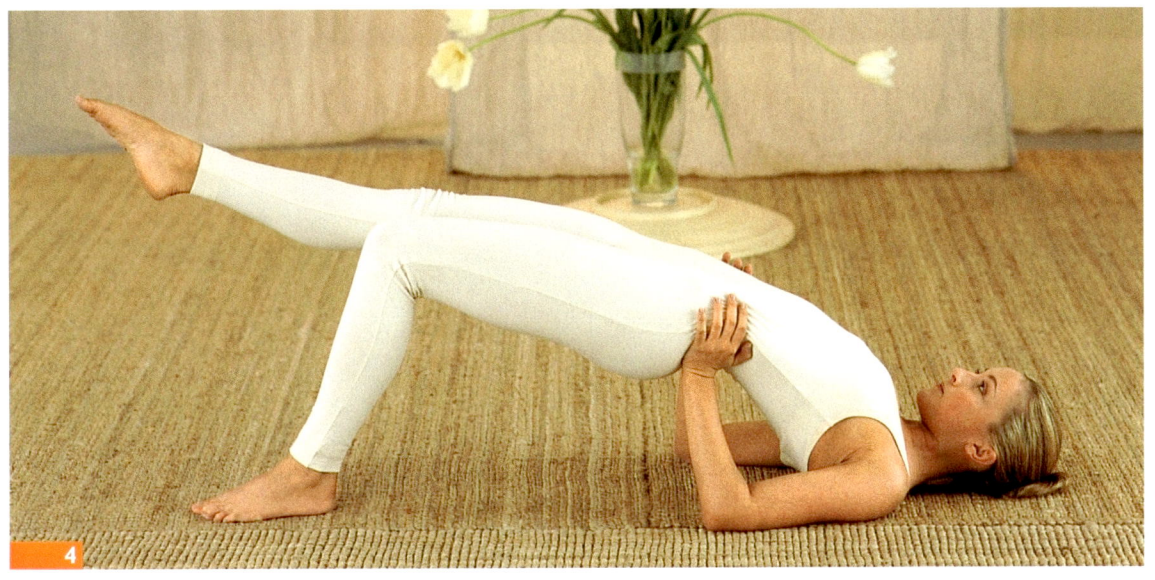

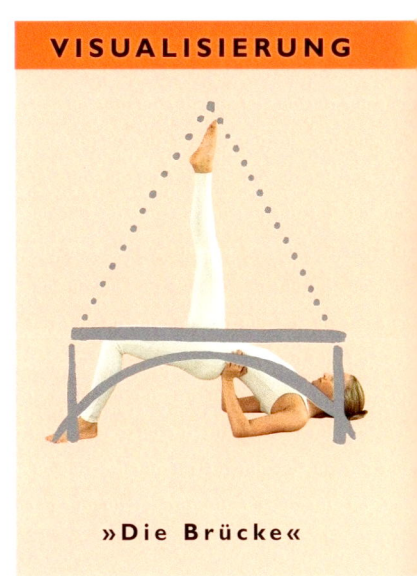

»Die Brücke«

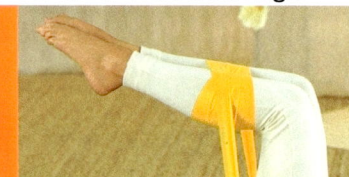

Rolling up

Aufrollen

Das ist meine persönliche Lieblingsübung. Ich weiß noch wie heute, wie ich vor vielen Jahren das erste Mal versucht habe, meinen Körper aus der Rückenlage zum Sitz aufzurollen. Ich wollte es meinem Lehrer nachmachen, der die Übung traumhaft vorzeigte – ein ästhetischer Genuss, ihm zuzuschauen. Sehr schnell spürte ich meine Grenzen. Und ich begann sofort, diese Übung täglich auszuführen. Heute kann ich gerade in dieser Übung, die den ganzen Körper trainiert, alle Pilates-Prinzipien spüren. Die Übung vereint die Mobilisation der Wirbelsäule, die Verbesserung der allgemeinen Beweglichkeit, die Stärkung des Powerhouse und die Steigerung der Kontrolle in sich. Vielleicht wird sie auch Ihre Lieblingsübung? Beginnen Sie gleich jetzt mit der »easy«-Version.

easy Die Verwendung eines Thera-Bandes kann Ihnen helfen, die Abrollbewegung langsam und exakt zu erlernen. Legen Sie das Thera-Band im Sitz um Ihre angewinkelten Füße und greifen Sie es mit ausgestreckten Armen links und rechts neben Ihren Füßen. Beginnen Sie dann mit dem langsamen Abrollen in die Rückenlage (siehe Schritt 5–1) und spüren Sie, wie Sie vom Thera-Band gehalten werden. Achten Sie bei der Bewegungsausführung darauf, dass das Thera-Band immer unter Spannung ist.

1 Gehen Sie in die Rückenlage, pressen Sie die Beininnenseiten zusammen, strecken Sie Ihre Füße lang und legen Sie Ihre Arme lang neben den Körper.

2 Atmen Sie ein und heben Sie die Arme nach oben.

3 Beim Ausatmen führen Sie die Arme über den Kopf. Halten Sie dabei das Powerhouse aktiviert und die Wirbelsäule in einer neutralen Position.

TIPP

Falls Sie eine medizinisch festgestellte Wirbelsäulenerkrankung haben oder akut unter Rückenschmerzen leiden, sollten Sie diese Übung nicht ausführen.

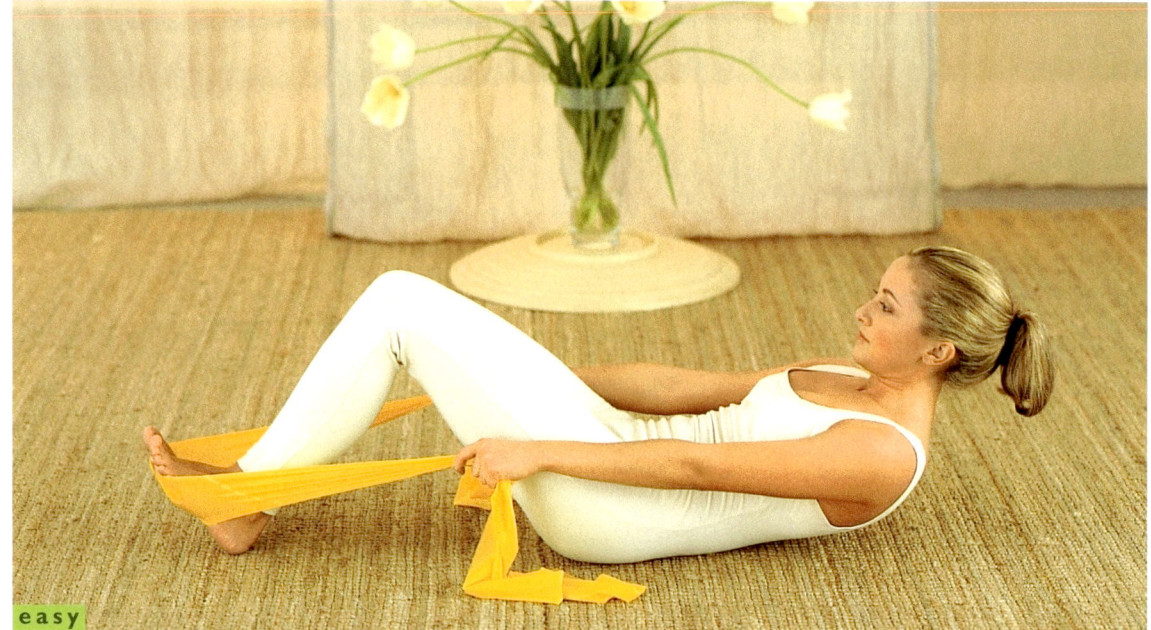

easy

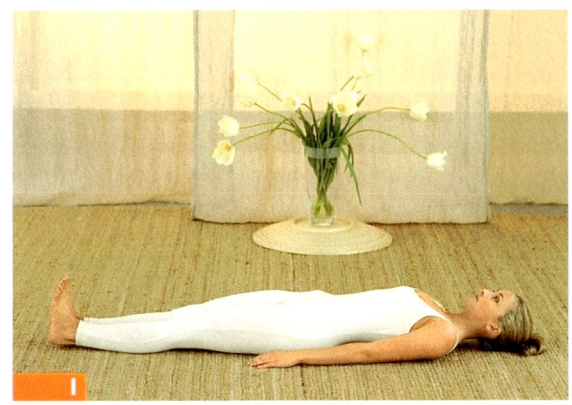

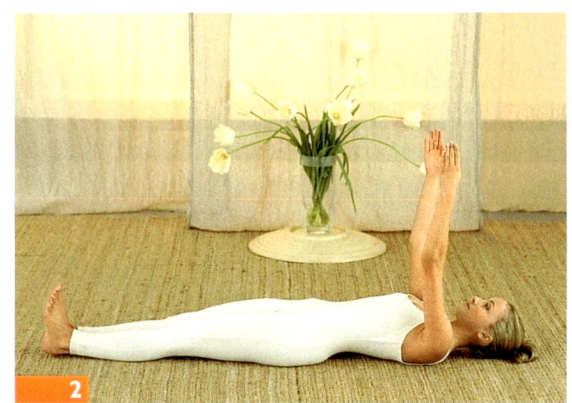

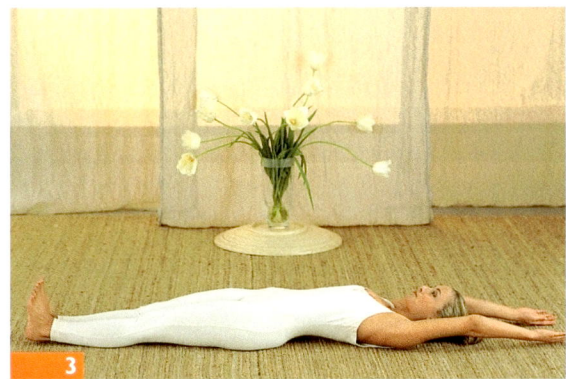

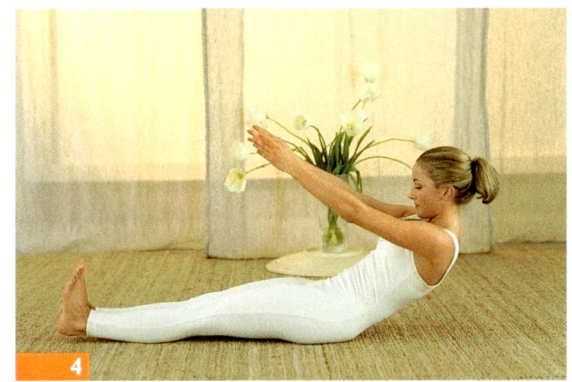

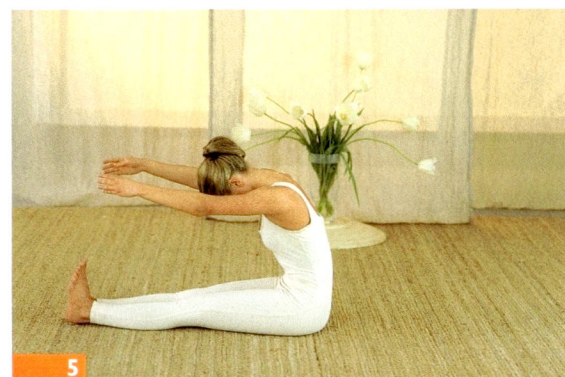

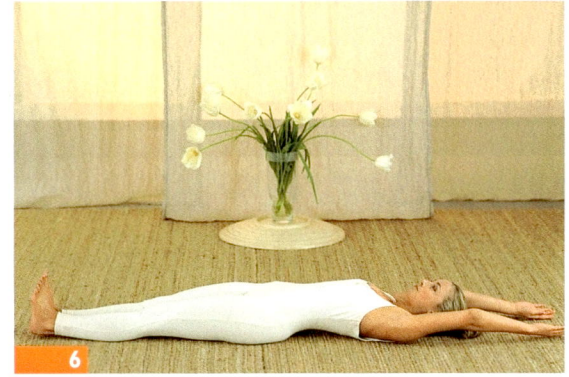

4 Mit dem Einatmen rollen Sie Ihren Körper nach oben auf. Die Arme ziehen Sie nach oben-vorn.

5 Während des Ausatmens beugen Sie Ihren Rücken nach vorn zu den ausgestreckten Beinen. Dann rollen Sie Ihren Oberkörper ohne Pause auf dem gleichen Weg wieder nach unten (siehe Schritt 4), atmen Sie dabei ein.

6 Führen Sie die Arme beim Ausatmen über den Kopf – zurück in die Rückenlage (siehe Abb. 3). Lassen sie die Bewegung fließen. Konzentrieren Sie sich auf die Auf- und Abrollbewegung der Wirbelsäule.

Wiederholung: 3- bis 5-mal den kompletten Bewegungsablauf

VISUALISIERUNG

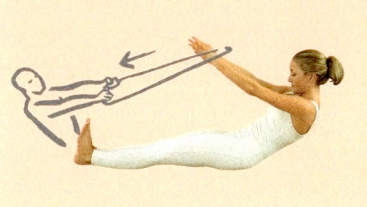

»Zug nach oben«

Übungen in der Bauchlage

Wachsen Sie aus sich heraus!

Ein starkes Powerhouse beugt Schmerzen vor

Die folgenden Übungen in der Bauchlage sind besonders zur Stärkung Ihrer Rückenmuskulatur geeignet. Achten Sie beim Training immer auf eine exakte Bewegungsausführung, denn das mehrmalige Wiederholen eines fehlerhaften Übungsablaufs kann zu Rückenschmerzen führen.

Ziehen Sie Ihre Wirbelsäule in die Länge – streben Sie mit Ihren Füßen nach unten und mit dem Scheitel nach oben. Vermeiden Sie extreme Überstreckungen der Wirbelsäule. Heben Sie Ihren Oberkörper nicht zu weit nach oben – es gibt keinen Preis dafür.

Zu Beginn des Trainings kann es vorkommen, dass Sie schon nach 1 bis 2 Wiederholungen leichte Schmerzen im Rücken verspüren. Bei den meisten Menschen sind die Rückenmuskeln, besonders die im Lendenwirbelsäulenbereich, sehr schwach ausgebildet. Durch Bewegungsmangel und langes Sitzen fehlt ihnen das Training. So reagiert Ihr Körper vielleicht bei der ersten neuen Belastung durch die Übungen mit leichten Schmerzen – das ist die Anstrengung. Wenn Sie die Übung beenden, werden Sie nichts mehr spüren.

Lässt der Schmerz auch in der Entspannungsposition nicht nach, sollten Sie die Übung momentan vermeiden.

Der Swan Dive ist eine wichtige Übung zur Vorbeugung von Rückenbeschwerden, da die Rückenmuskeln gekräftigt und die Lendenwirbelsäule mobilisiert werden. Wenn Sie diese Übung regelmäßig ausführen, werden Sie sensibler für Ihre Wirbelsäule und fördern Ihre Gesamtkörperspannung. Der Swan Dive in einer der folgenden Stufen sollte gerade zu Beginn des Pilates-Trainings zu Ihrem Pflichtprogramm gehören.

Swan Dive

Tauchen wie ein Schwan

1 Legen Sie sich auf den Bauch und platzieren Sie Ihre Hände direkt unter den Schultern. Die Bein-innenseiten werden zusammengehalten, die Fußrücken zum Boden gedrückt und der Körper in die Länge gezogen. Die Stirn zeigt dabei zum Boden. Atmen Sie in dieser Position tief ein (ohne Abb.).

2 Beim Ausatmen aktivieren Sie Ihr Power-house und heben gleichzeitig Kopf und Schultern leicht vom Boden ab. Halten Sie Ihren Kopf in Verlängerung Ihrer Wirbelsäule. Senken Sie Kopf und Schultern bei der Einatmung. Dies ist die »Stufe I« vom Swan Dive.

3 Bei der »Stufe II« heben Sie während der Ausatmung Kopf, Schultern und Arme, wobei diese in der Hebephase nach außen rotiert werden. Die Hand-flächen zeigen zum Boden. Atmen Sie aus und bringen Sie den Oberkörper wieder nach unten.

4 Die Endübung, »Stufe III«, fördert die Ge-samtkörperspannung. Sie heben beim Ausatmen Kopf, Schultern, Arme (in die Außenrotation) und Beine leicht an, wobei Schultern und Beine auf gleicher Höhe sind. Nehmen Sie die Spannung im ganzen Körper wahr und seien Sie in Ihrer Vorstellung stolz wie ein Schwan. Kommen Sie bei der nächsten Ausatmung wieder zurück in die Ausgangsstellung.

Beachten Sie bei dieser Übung besonders den Bewe-gungsfluss. Vermeiden Sie Pausen in der Bewegung und lassen Sie Ihre Atmung gleichmäßig fließen. Je nach Ihrem momentanen Leistungsvermögen führen Sie eine Stufe des Swan Dive aus oder Sie steigern sich im Verlauf der Wiederholungen von Stufe I bis zur Endbewegung (Stufe III).

Entspannen Sie sich nach der Übung in der Päck-chenstellung auf den Knien.

Wiederholung: 5- bis 10-mal

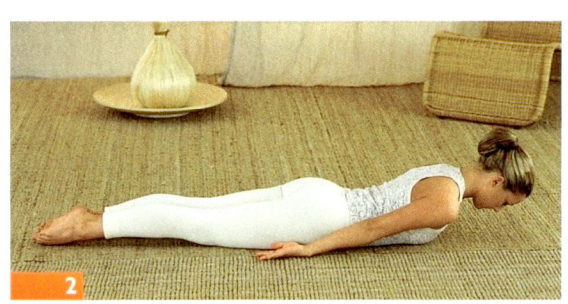

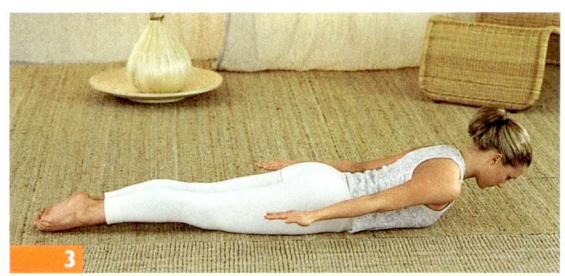

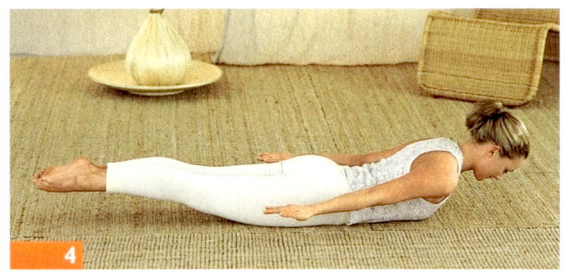

VISUALISIERUNG

»Der Schwan«

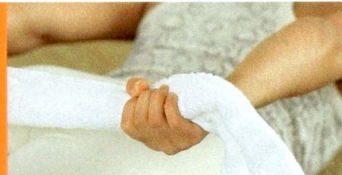

Swimming

Schwimmen

Das Schwimmen bei Pilates muss genauso erlernt werden wie das »normale« Schwimmen im Wasser. Es handelt sich hierbei um eine Fortgeschrittenen-Übung. Falls Sie unter Rückenbeschwerden leiden, könnte diese Übung Schmerzen verursachen und Sie sollten darauf verzichten.

Bevor Sie diese Übung in Ihren Trainingsplan aufnehmen, sollten Sie den Swan Dive in der Endversion (Stufe III) 10-mal ausführen können. Das Schwimmen kräftigt Ihre Rückenmuskulatur, dehnt sanft Ihre Bauchmuskeln und fordert in höchstem Maße Ihr Powerhouse.

easy Das Schwimmen mit dem Fitnessball stellt für Sie eine Erleichterung dar, da die Bewegung nur mit den Armen ausgeführt wird und der Unterkörper fixiert ist. Die genaue Übungsausführung entnehmen Sie den Schritten 1–3, wobei Sie die Beinbewegung weglassen.

1 Legen Sie sich auf den Bauch, die Arme lang nach vorne ausgestreckt, die Beine zusammengehalten, die Fußrücken zum Boden gedrückt. Atmen Sie dabei tief ein und

2 heben Sie beim Ausatmen gleichzeitig den rechten Arm, das linke Bein, Kopf und Brustkorb leicht vom Boden ab. Ziehen Sie dabei Ihren Bauchnabel nach innen zur Wirbelsäule und halten Sie Ihren Kopf in Verlängerung der Wirbelsäule.

3 Bei der nächsten Einatmung wechseln Sie die Seite, das heißt, der linke Arm und das rechte Bein werden gehoben. Der Oberkörper bleibt in der Luft, das Powerhouse aktiviert. Führen Sie nun dieses wechselseitige Heben und Senken der Arme und Beine in schnellem Rhythmus 5-mal pro Atemzug durch, d. h. 5-mal Heben und Senken beim Einatmen, 5-mal beim Ausatmen. Erinnern Sie sich an die Pumpbewegung bei »The Hundred«?

TIPP

Nach der Übung setzen Sie sich auf die Fersen nach hinten ab und strecken die Arme weit nach vorne. So entspannen Sie Ihren unteren Rücken.

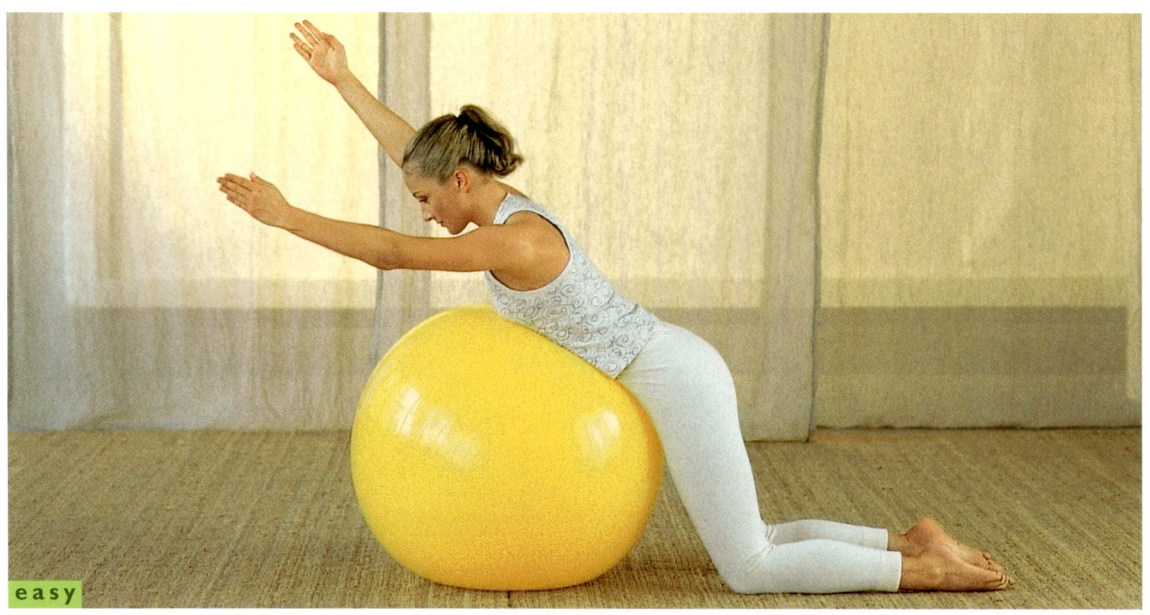

easy

Sie sollten zunächst wie beim richtigen Schwimmen die »Distanz« langsam steigern. Gehen Sie nach jedem Heben von Arm und Bein zurück in die Ausgangsstellung, um Ihren Rücken nicht zu überfordern. Dann führen Sie pro Atemzug einen Seitenwechsel durch und steigern sich auf bis zu 5 Wechsel.

Wiederholung: 3 bis 5 Atemzyklen

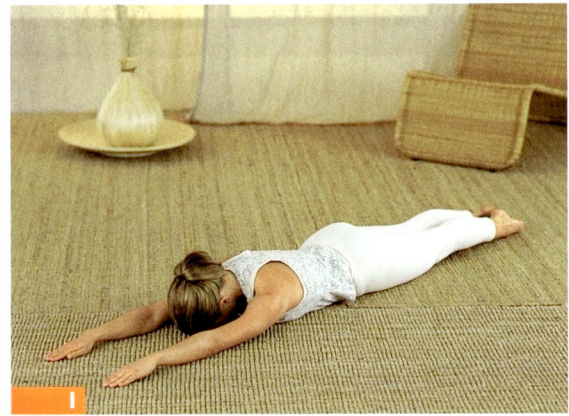

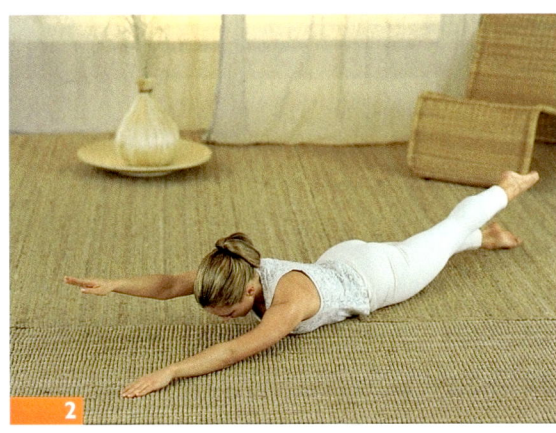

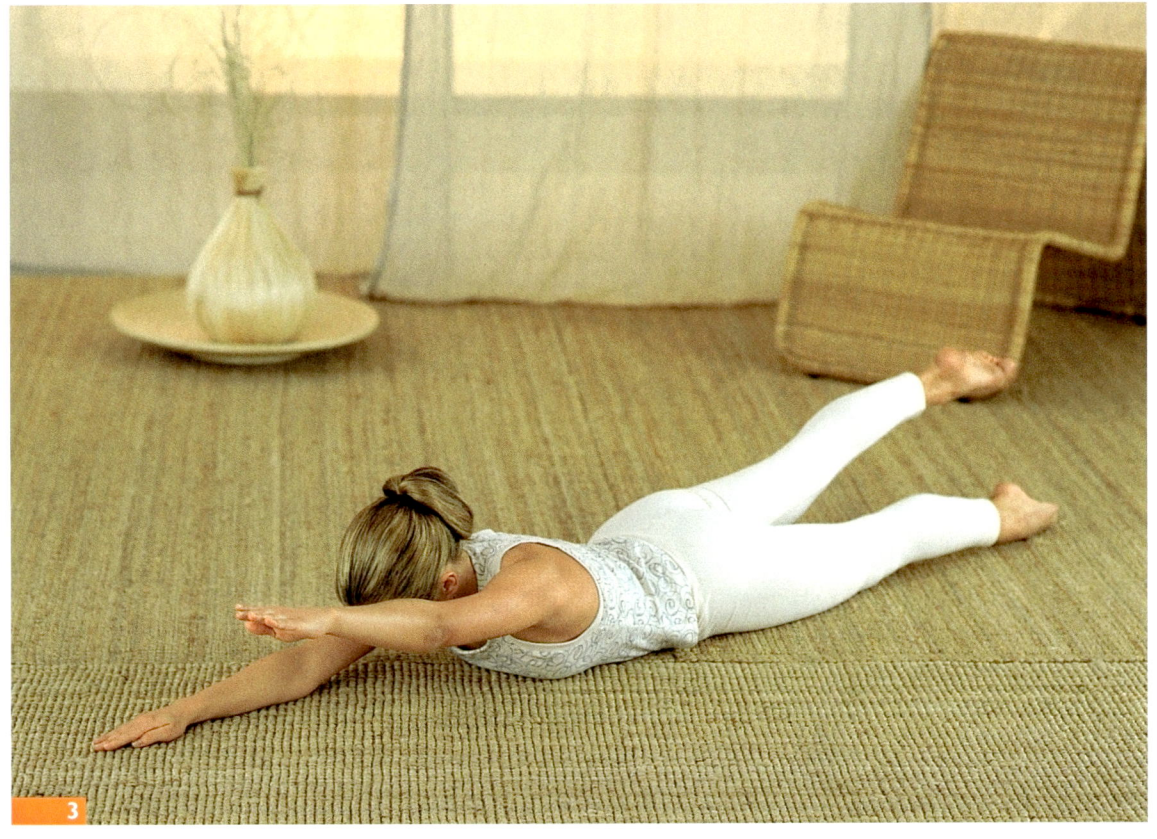

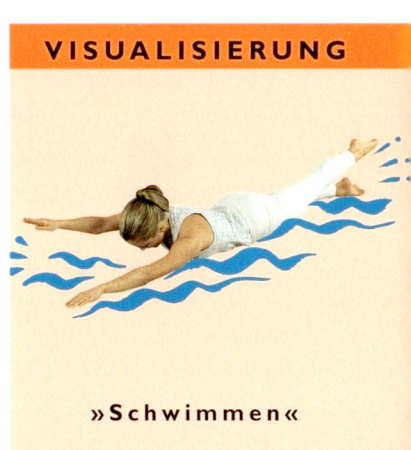

VISUALISIERUNG

»Schwimmen«

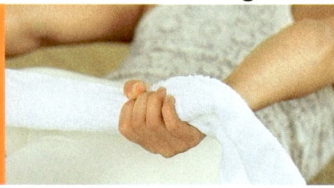

Single Leg Kick

Ein-Bein-Kick

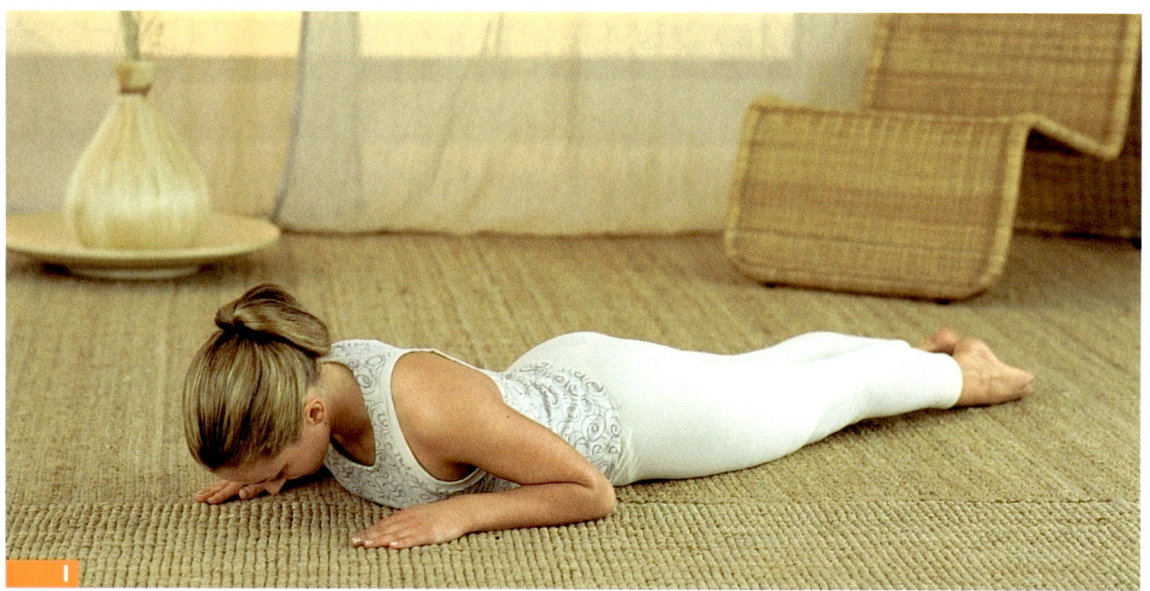

1

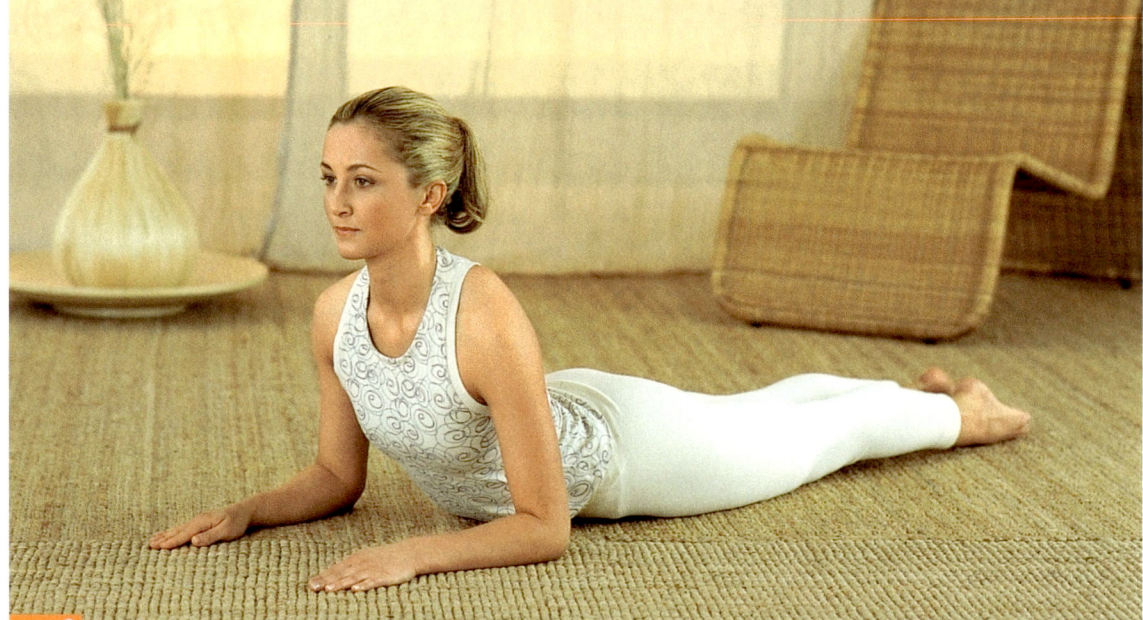

2

TIPP

*Nach der Übung setzen
Sie sich auf die Fersen
nach hinten ab und stre-
cken die Arme weit nach
vorne. So entspannen Sie
Ihren unteren Rücken.*

Der Single Leg Kick erfordert eine gewisse Beweglichkeit in der Wirbelsäule und eine einigermaßen gute Dehnfähigkeit im vorderen Oberschenkel des Spielbeins. Die Übung trainiert die rückwärtige Beinmuskulatur und dehnt die Hüftbeugemuskulatur. Außerdem werden die Muskeln der Schultern und der Arme angesprochen. Diese Übung ist nicht leicht auszuführen und gehört zu den Fortgeschrittenen-Übungen. Bei bestehenden Knieproblemen verzichten Sie auf den Ein-Bein-Kick oder führen die Beugebewegung im Bein ganz langsam aus. Bei Schmerzen im Knie bitte aufhören. Bei Nichtbeachtung kann es zur Verschlimmerung der Beschwerden kommen.

1 Legen Sie sich flach auf den Bauch und platzieren Sie Ihre Hände neben den Schultern. Die Unterarme berühren den Boden. Atmen Sie tief in Ihren Brustkorb ein.

2 Atmen Sie aus, aktivieren Sie Ihr Powerhouse und heben Sie gleichzeitig Ihren Oberkörper. Sie stützen sich jetzt auf Ihren Unterarmen ab, die Ellbogen sind unter den Schultern, die Handflächen am Boden. Ziehen Sie Ihren Bauchnabel zur Wirbelsäule und die Schulterblätter nach hinten-unten. Bauen Sie Spannung auf im Gesäß und halten Sie Ihre Beine geschlossen. Atmen Sie in dieser Position ein und

3 kicken Sie mit Ihrem linken Bein während der Ausatmung 2-mal zum Gesäß. Dabei sollten Sie die Spannung im ganzen Körper halten. Stellen Sie sich vor, Ihr Oberkörper wird zur Decke gezogen und Sie müssen die Ellbogen und das Schambein in den Boden drücken, um nicht den Bodenkontakt zu verlieren. Beim Einatmen senken Sie das linke Bein zum Boden und kicken beim Ausatmen 2-mal mit dem rechten Bein zum Gesäß.
Senken Sie Ihren Oberkörper erst ab, wenn Sie die Übung beenden wollen (nach etwa 4–5 Doppelkicks pro Seite, im Wechsel rechts und links). Atmen Sie dabei aus und schließen Sie die Übung in der Bauchlage ab, der Kopf ist zu einer Seite gedreht, die Arme liegen entspannt neben dem Körper.

Wiederholung: Pro Seite 4 bis 5 Doppelkicks im Wechsel rechts und links

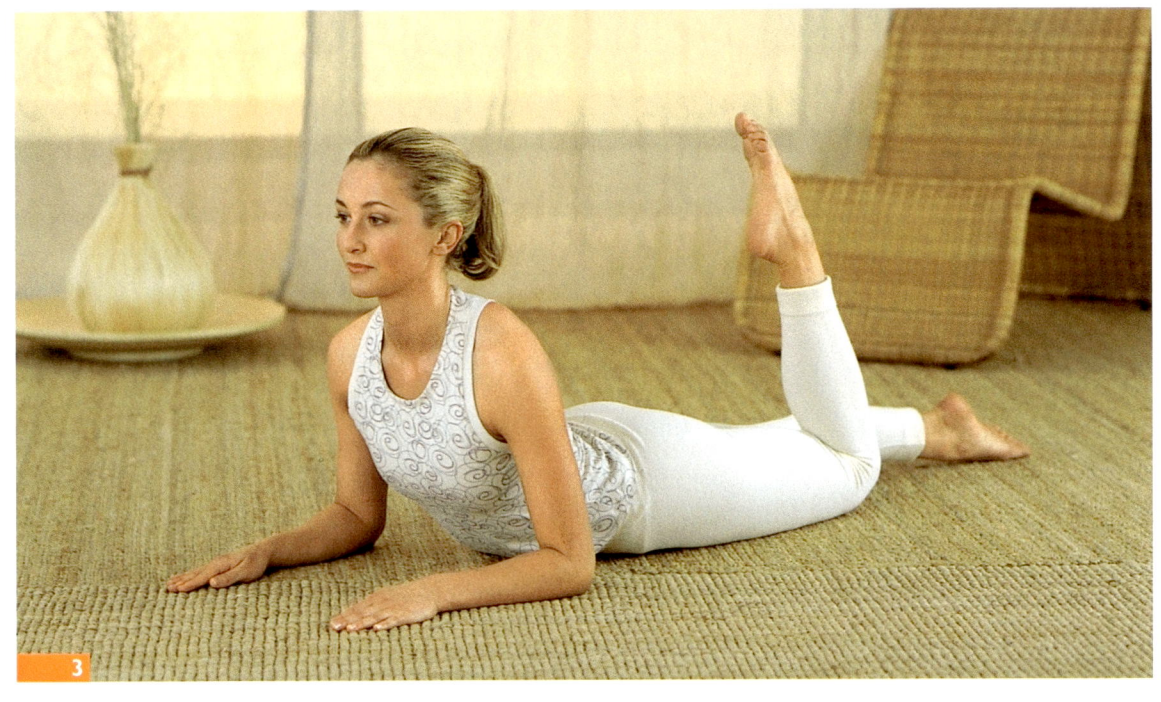

3

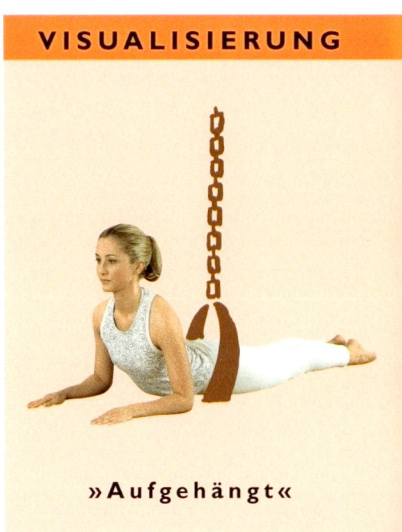

VISUALISIERUNG

»Aufgehängt«

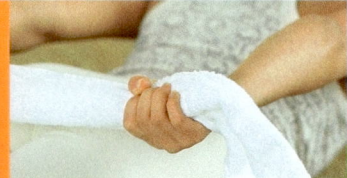

Double Leg Kick

Zwei-Bein-Kick

Der Double Leg Kick verbessert die Beweglichkeit Ihrer Wirbelsäule, trainiert die Rückseite der Beine sowie das Gesäß und dehnt die Schultern. Führen Sie die Bewegung langsam und bewusst durch. Ihre Atmung gibt den Rhythmus vor. Genießen Sie die Bewegung. Es ist eine der wichtigsten Übungen für Ihren Rücken.

1 Legen Sie sich lang ausgestreckt auf den Bauch, die Beine zusammen und die Fußrücken in den Boden gedrückt. Das Gesicht drehen Sie zur linken Seite. Die Hände liegen bei gebeugten Armen übereinander auf dem Rücken.

2 Atmen Sie tief in den Brustkorb ein und kicken Sie Ihre Beine 3-mal zum Gesäß. Dabei dürfen sich nur die Unterschenkel bewegen. Die Oberschenkel bleiben am Boden, das Gesäß ist fest angespannt, der Oberkörper liegt fest »einbetoniert« am Boden und die Schulterblätter ziehen zur Wirbelsäule. Konzentrieren Sie sich auf eine exakte Bewegungsausführung.

3 Beim Ausatmen strecken Sie Ihre Beine und Arme gleichzeitig lang nach unten und heben Brustkorb und Kopf vom Boden ab zur »Nixe«. Stellen Sie sich vor, Ihre Hände und Füße seien mit einem Band verbunden. Das bedeutet, wenn sich die Beine strecken, werden auch die Arme lang und umgekehrt.

4 Beugen Sie die Beine und Arme bei der nächsten Einatmung und legen Sie den Oberkörper wieder am Boden ab. Dabei drehen Sie den Kopf dieses Mal nach rechts.

Falls Ihnen der Bewegungsablauf schwer fällt, üben Sie zuerst nur mit den Armen und dem Oberkörper. Die Beinbewegung wird dann irgendwann automatisch folgen.

Wiederholung: 3- bis 5-mal

TIPP

Entspannen Sie sich nach der Übung auf Ihren Fersen und atmen Sie tief in Ihren Rücken.

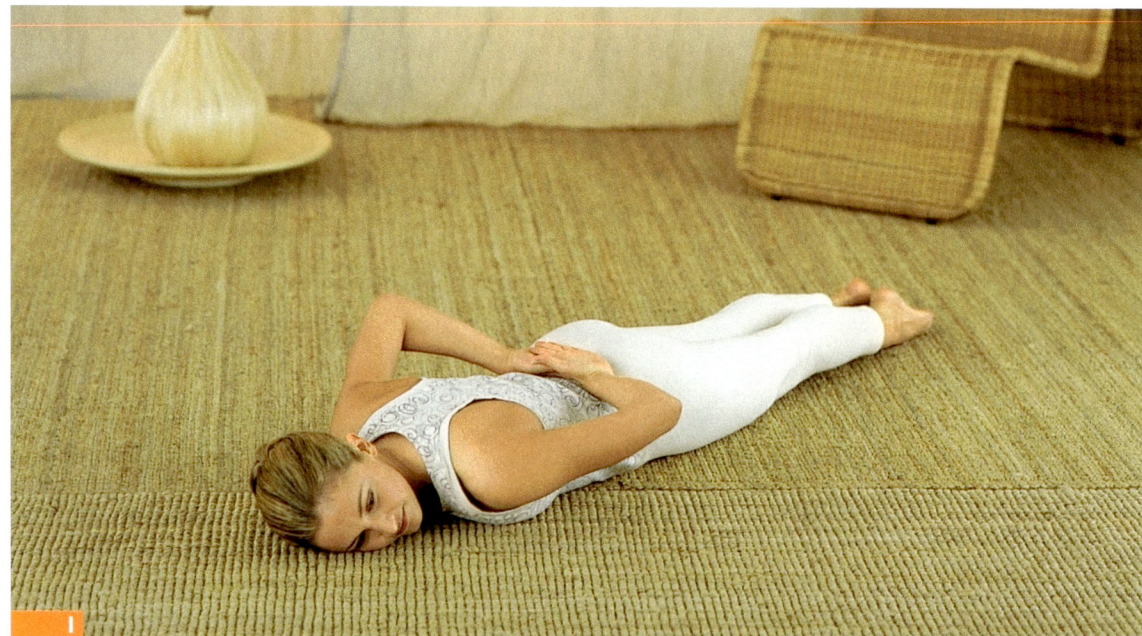

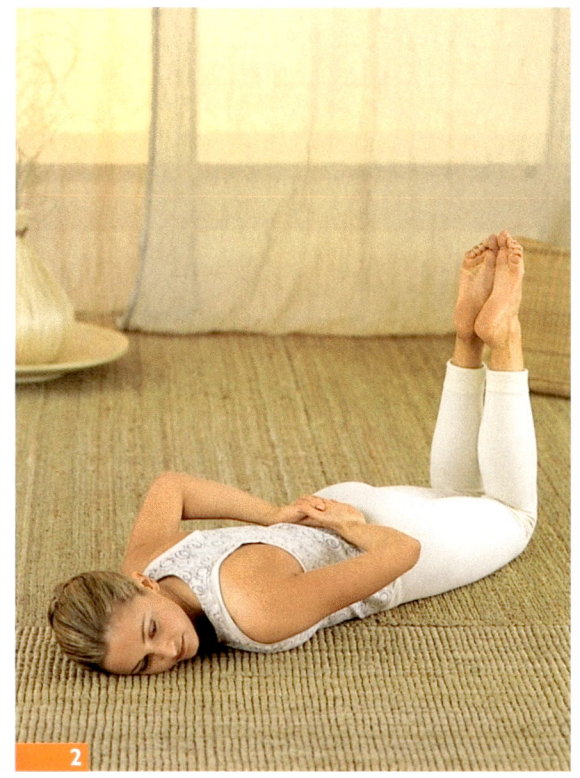

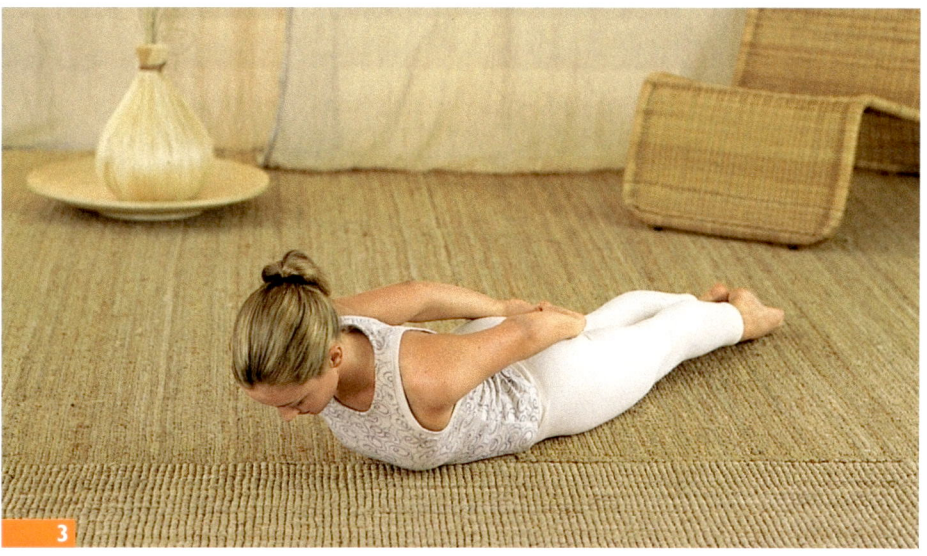

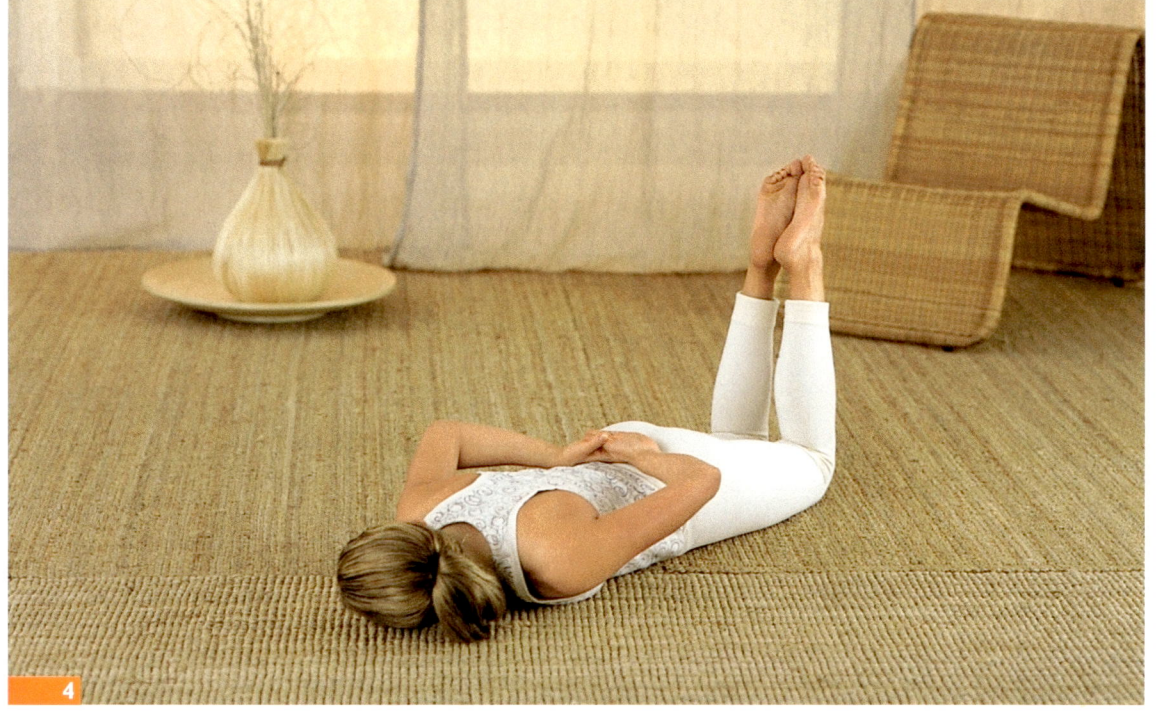

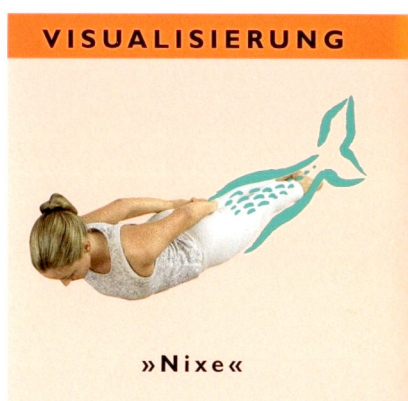

VISUALISIERUNG

»Nixe«

Übungen in der Seitlage

Bleiben Sie im Lot!

Die Herausforderung für Ihr Gleichgewicht

Die Seitlage ist eine sehr gute Position zur Überprüfung Ihrer Körperstabilität. Bei den folgenden Übungen werden Sie sehr schnell Ihre Stärken und Schwächen kennen lernen. Ferner werden Sie bemerken, dass Ihre beiden Körperseiten unterschiedlich »arbeiten« – auch Sie haben sicherlich eine »Schokoladenseite«. Integrieren Sie in jede Trainingseinheit möglichst eine Übung in der Seitlage und »kämpfen« Sie jedes Mal um eine exakte Bewegungsausführung. Folgende Tipps helfen Ihnen bei den Übungen:

■ Ihr Körper soll in einer geraden Linie liegen – von der oberen Hand über den Oberkörper, das Gesäß bis hin zu den Füßen. Orientieren Sie sich am Matten- oder Teppichrand. Ziehen Sie Ihren Körper in die Länge.

■ Ihr Kopf liegt entspannt auf dem oberen Arm und der Abstand zwischen Ihren Ohren und den Schultern ist groß.

■ Der Stützarm wird vor dem Brustkorb aufgesetzt, wobei Ihre obere Schulter im Lot zur unteren bleibt. Das heißt, der Oberkörper darf weder nach vorn noch nach hinten abkippen.

■ Auch Ihre Hüften bleiben während der Bewegung übereinander.

■ Das obere Bein wird nur bis Hüfthöhe gehoben, nicht darüber hinaus.

■ Und – wie immer – hält Sie das aktivierte Power-house stabil. Viel Erfolg!

Alle Varianten der Side Leg Serie fördern Ihre Balance, trainieren Ihre Rumpfstabilität und halten Ihre Hüften mobil. Je nach Bewegungsrichtung werden die Beine gekräftigt und/oder gedehnt.

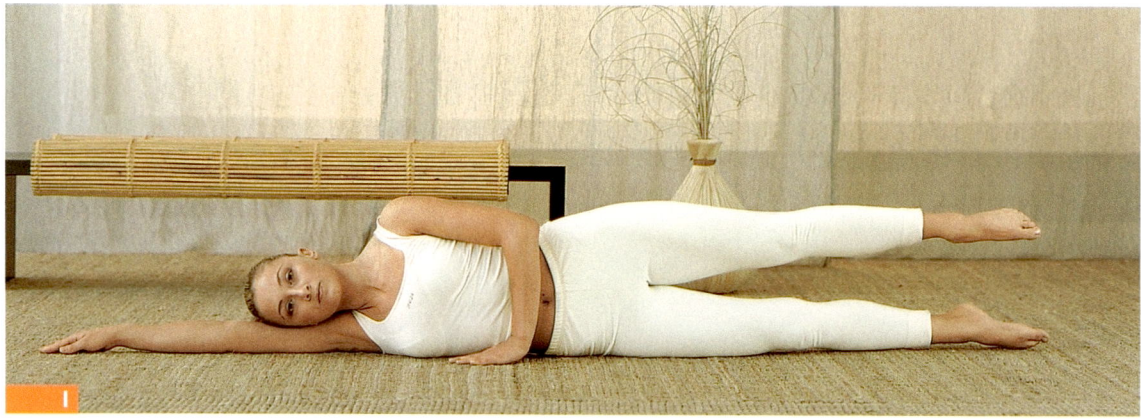

Side Leg Series

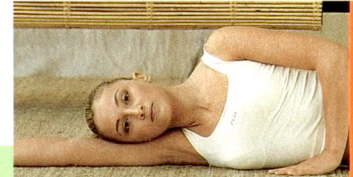

Seitliche Beinserie

1 Variante 1 Legen Sie sich lang ausgestreckt auf Ihre rechte Körperseite und stützen Sie Ihren linken Arm vor dem Brustkorb ab. Mit der Einatmung heben Sie Ihr linkes Bein gestreckt hüfthoch. Halten Sie sauber Ihre Position, spannen Sie Ihr rechtes Bein an und schieben Sie es nach unten, vom Körper weg. Beim Ausatmen wird das Bein wieder gesenkt.

2 Variante 2 Beginnen Sie die Bewegung wie in »Variante 1« beschrieben. Nachdem Sie Ihr Powerhouse aktiviert haben, heben Sie Ihr linkes Bein bei der Einatmung nach vorne, sodass es hüfthoch und parallel zum Boden gehalten wird. Halten Sie besonders Ihre Hüften ruhig und weichen Sie nicht mit dem Oberkörper nach hinten aus. Bringen Sie das Spielbein beim Ausatmen zurück in die Ausgangsposition.

3 Variante 3 Bei dieser Variante kreisen Sie mit Ihrem linken Bein bei der Einatmung nach oben-hinten und bei der Ausatmung nach unten-vorn. Das heißt: einatmen – Kreis beginnen, ausatmen – Kreis beenden. Achten Sie bei dieser Bewegung besonders auf den Bewegungsfluss. Die Kreise sollen rund und flüssig ineinander übergehen.

easy Wenn Ihnen die vorhergehenden Übungen noch zu »wackelig« sind, stabilisieren Sie Ihren Körper zu Beginn durch das angewinkelte untere Bein. Die Auflagefläche wird dadurch größer und Sie können sich besser auf das Spielbein konzentrieren.

Beginnen Sie mit einer Variante auf beiden Seiten und steigern Sie sich dann so weit, dass Sie die Übungen 1–3 hintereinander in einer Bewegungsserie (Stufe: Easy, Regulär oder Könner) je 5-mal pro Seite ausführen.

Wiederholung:

— 5- bis 10-mal pro Variante und Seite

— als Serie pro Variante und Seite 5 Wiederholungen

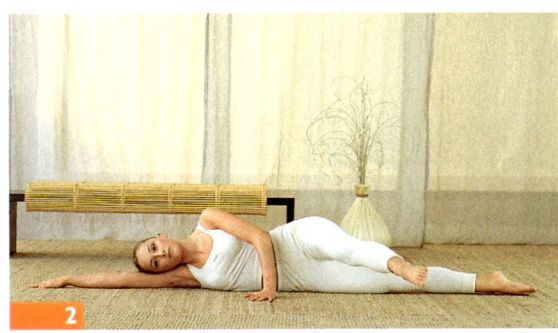

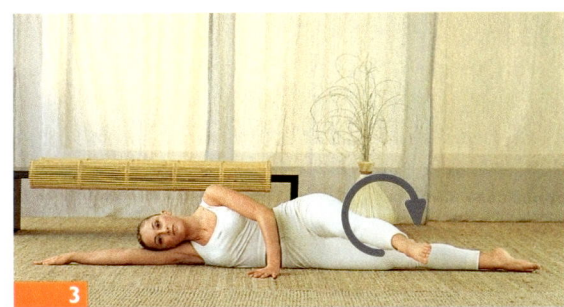

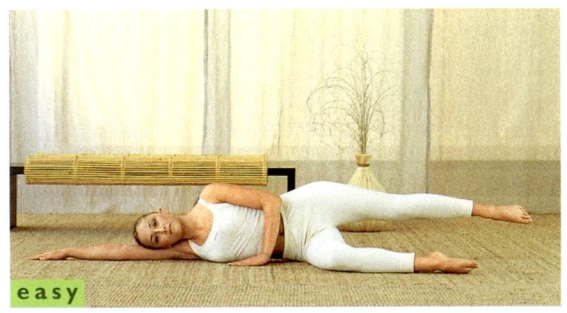

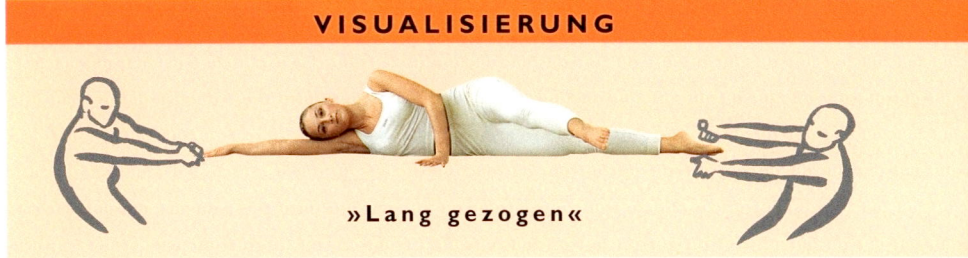

VISUALISIERUNG

»Lang gezogen«

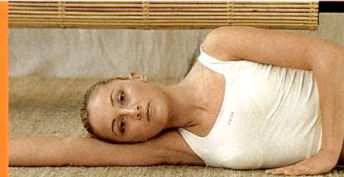

Side **Bend**

Die Ausgangsposition der nächsten Übung ähnelt dem Bild einer Meerjungfrau: Der Körper wird aus dem seitlichen Sitz gestreckt und gebeugt. Sie dehnen und trainieren damit Ihre gesamte Rumpfmuskulatur und kräftigen Schultern und Arme. Die Übung ist sehr anstrengend und erfordert eine gute Balance. Beginnen Sie mit der »easy«-Version und steigern Sie die Belastung langsam bis zur Endübung.

Wenn Sie akute Probleme mit Ihrem Handgelenk haben (z. B. Karpaltunnelsyndrom) oder starke Schmerzen während der Bewegung spüren, lassen Sie diese Übung aus!

easy Beginnen Sie mit einer leichten Variante. Dabei atmen Sie im Sitz tief ein und heben bei der Ausatmung Ihr Becken nach oben. Halten Sie die Position für eine Einatmung und kommen Sie mit dem Ausatmen zurück in die Ausgangsposition.

1 Stufe 1 Setzen Sie sich mit angewinkelten Beinen auf Ihre linke Seite und stützen Sie Ihren linken Arm direkt unter Ihrer linken Schulter ab. Sitzen Sie ganz aufrecht und streben Sie mit Ihrem Kopf zur Decke.

2 Atmen Sie tief ein und heben Sie bei der Ausatmung Ihr Becken und strecken Sie gleichzeitig Ihr rechtes Bein zur Seite.

3 Stufe 2 Einatmen und dabei gleichzeitig das linke Bein hinter das rechte strecken und den rechten Arm in einem großen Bogen gestreckt über den

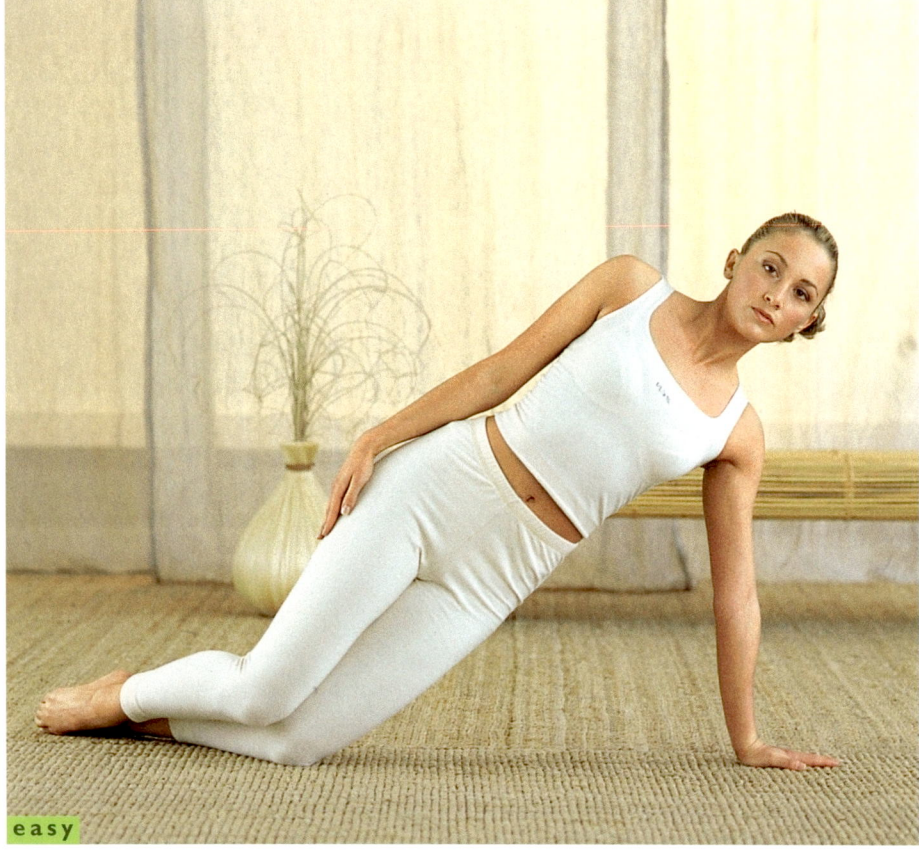

easy

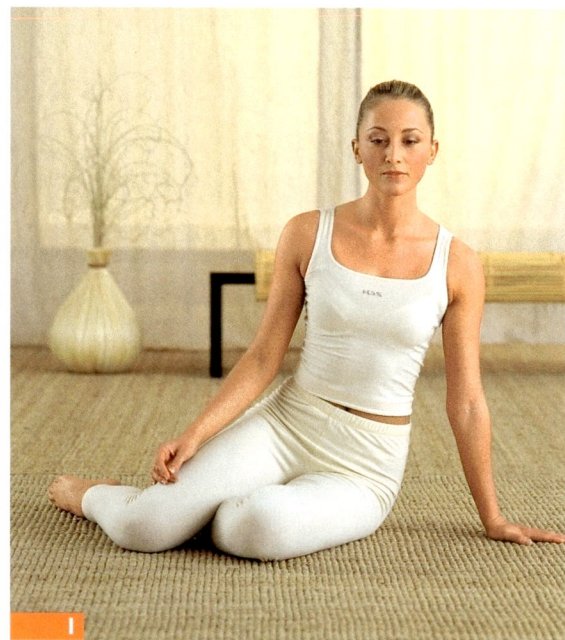

1

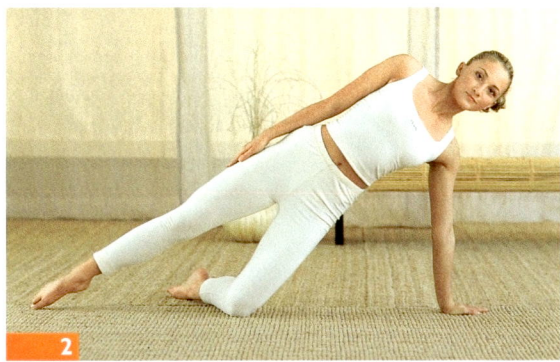

Kopf führen. Strecken Sie sich lang und spüren Sie die Dehnung Ihrer rechten Körperseite. Halten Sie Ihr Powerhouse aktiv und konzentrieren Sie sich auf Ihr Gleichgewicht.

4 Stufe 3 Während Sie ausatmen bringen Sie den rechten Arm wieder zurück auf das rechte Bein und senken Sie die Hüfte leicht nach unten. Beim Einatmen strecken Sie abermals Ihren Körper nach oben (siehe Abb. 3) und kommen dann zurück in die »Meerjungfrau«.

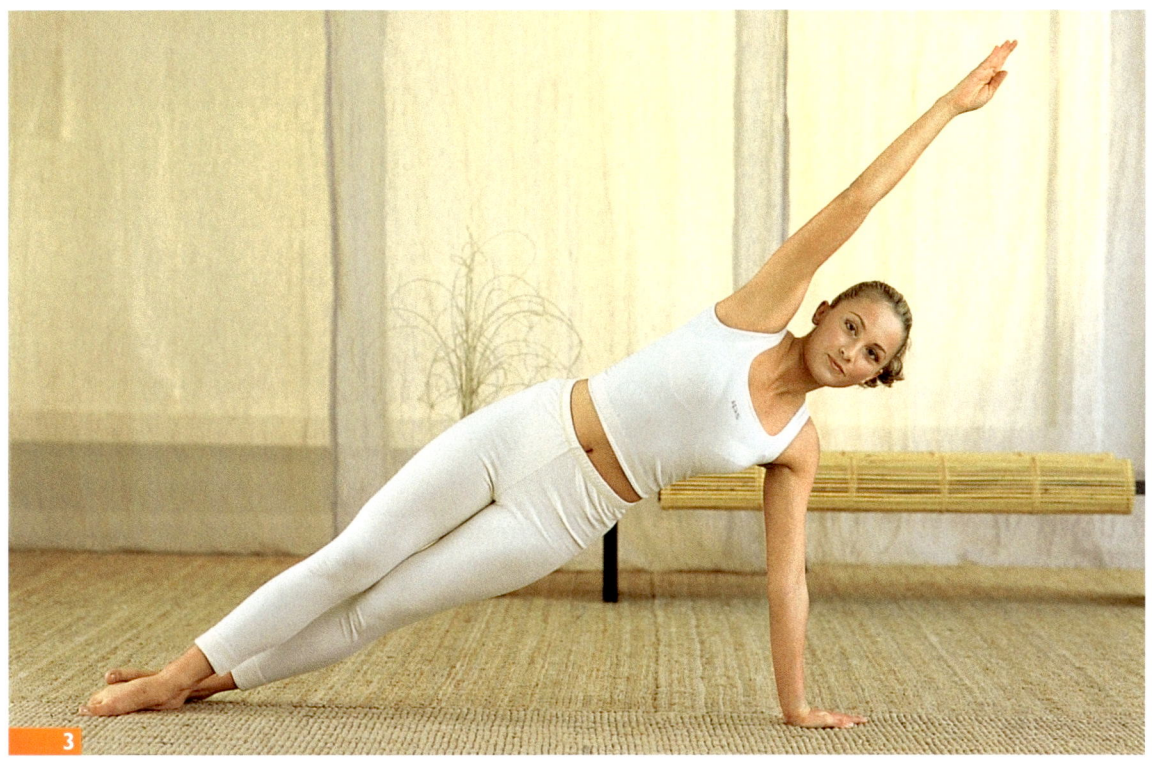

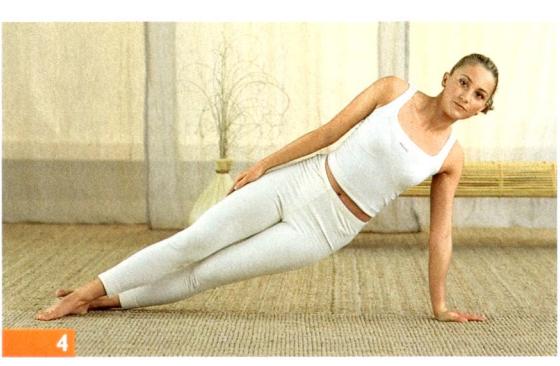

Achten Sie bei dieser anstrengenden Übung auf eine gleichmäßige Atmung und lassen Sie die einzelnen Bewegungsphasen flüssig ineinander übergehen. Beginnen Sie mit der »easy«-Version und hängen Sie dann im Verlauf von mehreren Wochen die einzelnen Stufen Schritt für Schritt aneinander, bis Sie die Endübung sicher ausführen können.

Wiederholung: 3-mal pro Seite

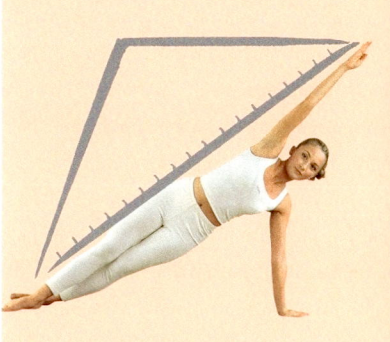

VISUALISIERUNG

»Diagonale«

Übungen im Stütz

Kennen Sie alle Ihre Muskeln?

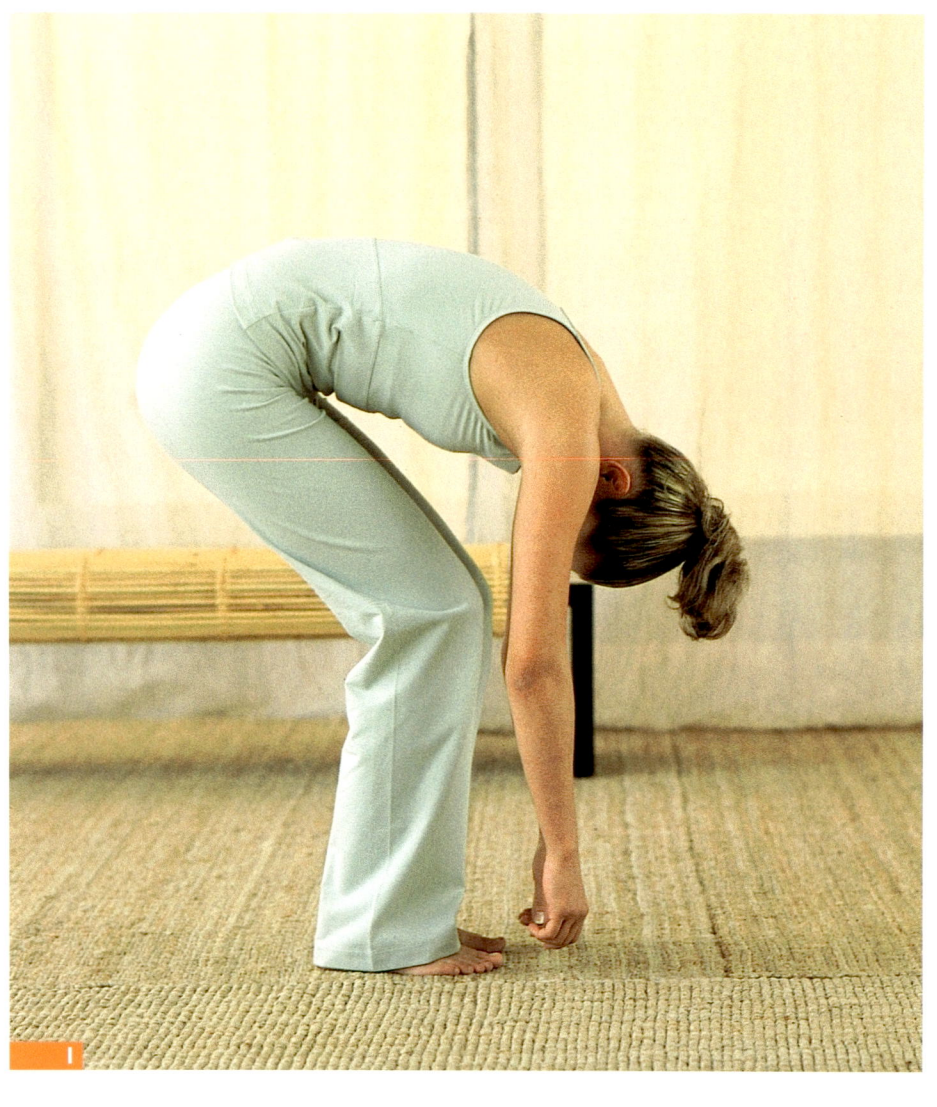

Durch Ganzkörperspannung zu mehr Körpergefühl

Die folgenden Übungen im Stütz gehören in der Endfassung eindeutig zu den fortgeschrittenen Übungen. Das Stützverhalten erfordert viel Kraft in Handgelenken, Armen und Schultern, und Sie benötigen ein gutes Körpergefühl, um die Übungen exakt ausführen zu können. Achten Sie stets auf ein aktiviertes Powerhouse und halten Sie Ihre Wirbelsäule gerade. Überfordern Sie sich nicht. Lassen Sie sich Zeit für die einzelnen Stufen und beginnen Sie mit der »easy«-Version.

Falls Sie Schmerzen in den Handgelenken verspüren, können Sie versuchen, die Hände zu Fäusten zu ballen und so die Übung auszuführen. Wenn das nicht gelingt, lassen Sie die Übung weg.

Der Push up ist eine klassische Fitnessübung für den ganzen Körper, die Sie sicherlich schon kennen. Durch die Anwendung der Pilates-Prinzipien, der leicht veränderten Armführung und der Einbettung des eigentlichen Liegestützes in einen flüssigen Bewegungsablauf wird es aber für Sie eine komplett neue Übung werden. Probieren Sie es aus.

Push up

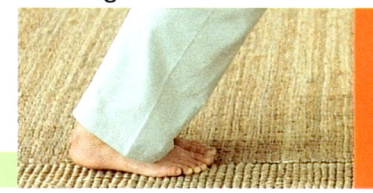

Liegestütz

1 Stellen Sie sich aufrecht hin und atmen Sie tief in Ihren Brustkorb ein. Beim Ausatmen aktivieren Sie Ihr Powerhouse und rollen Ihre Wirbelsäule nach unten ab. Dabei beugen sich die Beine leicht.

2 Bei der Einatmung krabbeln Sie mit Ihren Händen nach vorn in die »Dachposition«. Senken Sie dabei die Fersen zum Boden, schieben Sie Ihr Steißbein zur Decke und ziehen Sie Ihren Rücken lang.

3 Senken Sie Ihr Becken beim Ausatmen in die Waagerechte. Stellen Sie sich vor, Ihr Körper sei ein Tisch, auf dem teure Champagnergläser abgestellt werden. Ihre Hände sind unter Ihren Schultern, der Bauch flach.

4 Atmen Sie ein und beugen Sie dabei Ihre Arme. Die Ellbogen ziehen zur Taille, Ihre Champagnergläser bleiben ruhig auf dem Tisch – Ihrem Körper – stehen. Bei der nächsten Ausatmung die Arme wieder strecken, einatmen, zurückkrabbeln und beim Ausatmen

wieder die Wirbelsäule aufrollen zur Ausgangsposition. Konzentrieren Sie sich auf jede einzelne Phase der Bewegung und denken Sie an den Bewegungsfluss. Ihre Atmung führt Sie durch die Bewegung.

Führen Sie zu Beginn Ihres Pilates-Trainings die Gesamtübung Push up komplett ohne Liegestütz durch. Das heißt, Sie führen nur die Schritte 1–3 durch und kommen zurück in den aufrechten Stand. Dann steigern Sie die Belastung mit der »easy«-Version.

easy Beginnen Sie mit den Schritten 1–2. Dann senken Sie sich auf die Knie in den so genannten Vierfüßlerstand und führen so den Liegestütz durch. Der Bewegungsablauf ist wie bei der eigentlichen Übung.

Wiederholung: 3-mal bis zu 3 Push ups

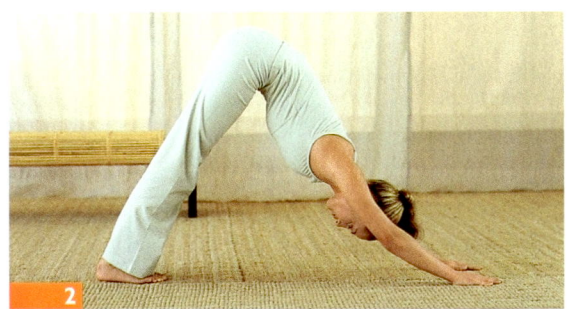

2

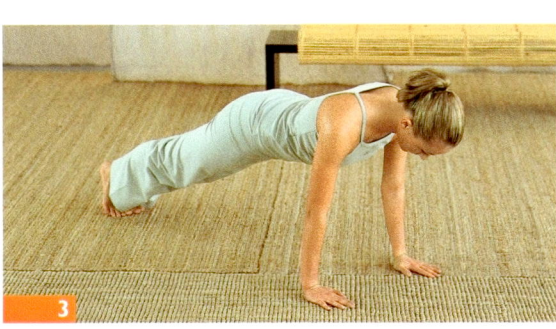

3

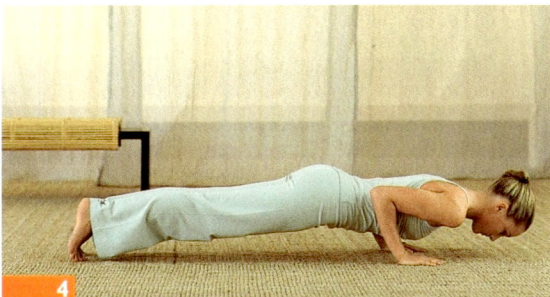

4

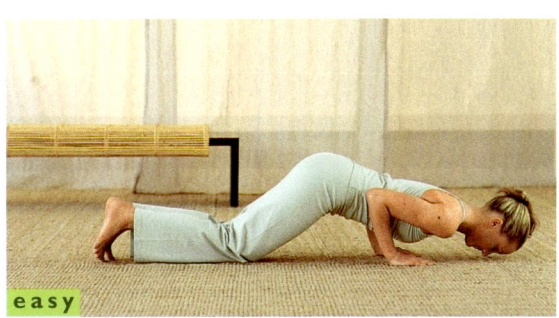

easy

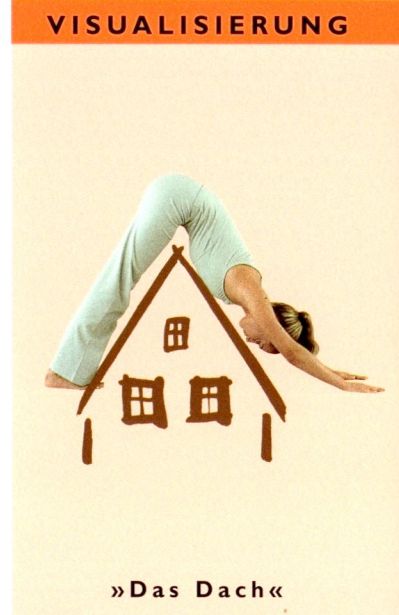

VISUALISIERUNG

»Das Dach«

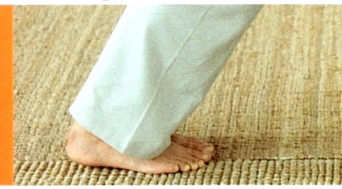

Leg Pull Prone

Beinzug nach unten

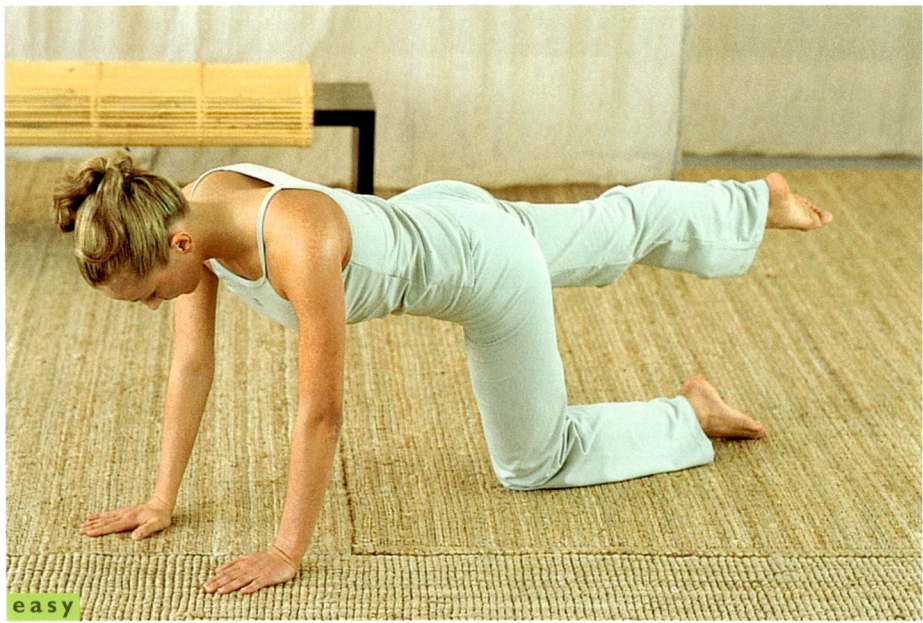

easy

sehr unterschiedlich empfunden. Entscheiden Sie für sich selbst. Gehen Sie aus der Bankstellung in den Unterarmstütz und setzen Sie Ihre Ballen bei gestreckten Beinen auf. Dann führen Sie die Schritte 1–3 der Endübung durch.

1 Nehmen Sie die »Tischposition« mit den Champagnergläsern ein: Die Hände sind unter den Schultern gestützt, die gestreckten und gespannten Beine auf den Fußballen abgesetzt und das Powerhouse aktiviert.

2 Atmen Sie ein und heben Sie das rechte Bein mit gestrecktem Fuß nach oben. Die Körperposition darf sich dabei nicht verändern. Ihr Körper ist wie ein Tisch. Bei der nächsten Ausatmung schieben Sie Ihre linke Ferse zur Matte nach hinten-unten und beim Einatmen »schaukeln« Sie wieder zurück. Das rechte Bein bleibt dabei vollkommen ruhig und gestreckt. Senken Sie dann Ihr rechtes Bein mit der Ausatmung wieder zum Boden und

3 wiederholen Sie die Übung mit dem linken Bein.

Wiederholung: 2- bis 3-mal im Wechsel

Diese Übung wird erhöhte Anforderungen an Sie stellen. Die Muskulatur des gesamten Körpers ist gefordert und Ihr Powerhouse muss stark sein. Der Leg Pull Prone verbessert Ihre Gesamtkörperspannung und dehnt Waden und Achillessehnen. Beginnen Sie mit der »easy«-Version. Bei Beschwerden in Hand- bzw. Schultergelenken sollten Sie diese Übung nicht ausführen.

TIPP

Konzentrieren Sie sich bei dieser schwierigen Übung besonders auf eine gleichmäßige Atmung und auf Ihr Powerhouse.

easy Gehen Sie in die so genannte Bankstellung, die Hände unter den Schultern aufgestützt, die Knie hüftbreit am Boden. Bei der Einatmung heben Sie ein Bein mit gestrecktem Fuß nach oben. Bei der Ausatmung beugen Sie das Bein und setzen das Knie wieder am Boden ab. Wechseln Sie beim nächsten Atemzyklus das Bein.

Variation Diese Variation sollten Sie ausprobieren. Ob sie leichter oder schwerer ist als die Endübung,

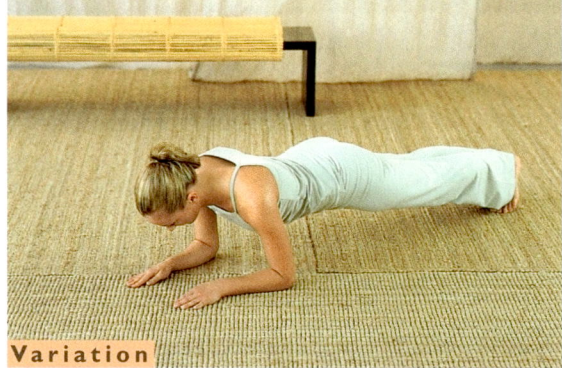

Variation

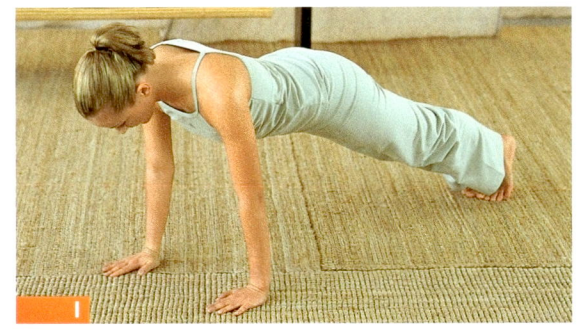

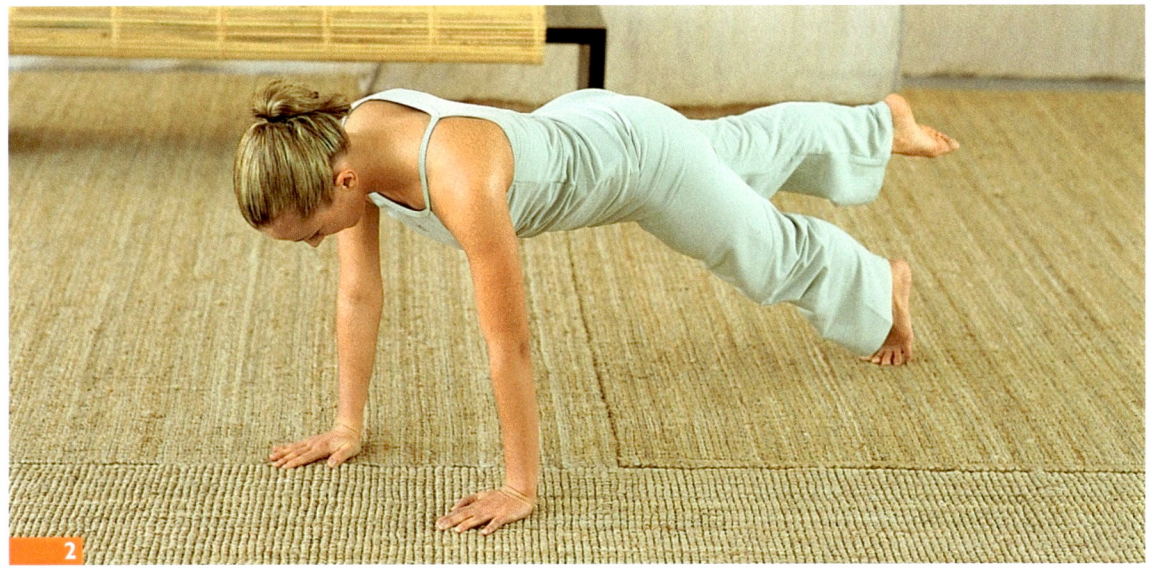

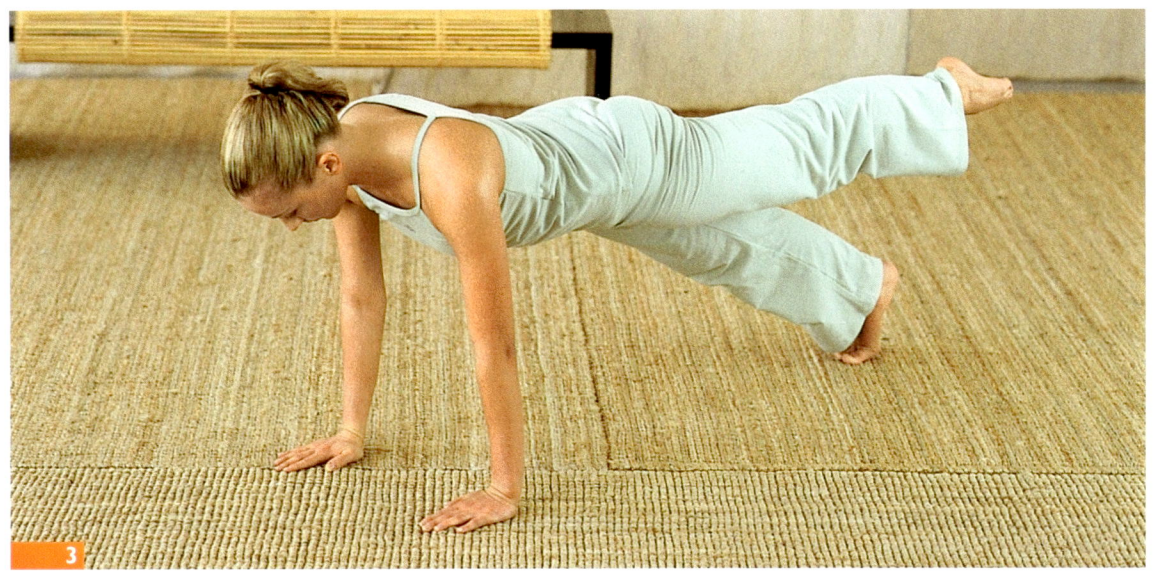

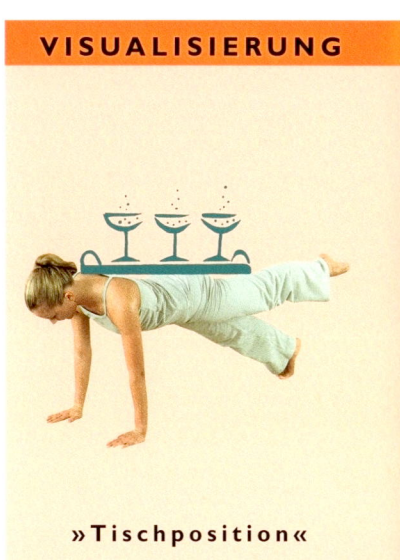

»Tischposition«

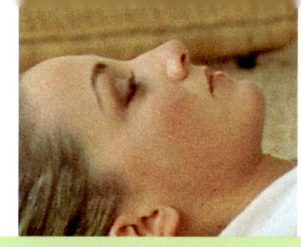

Cool-down

Der krönende Abschluss

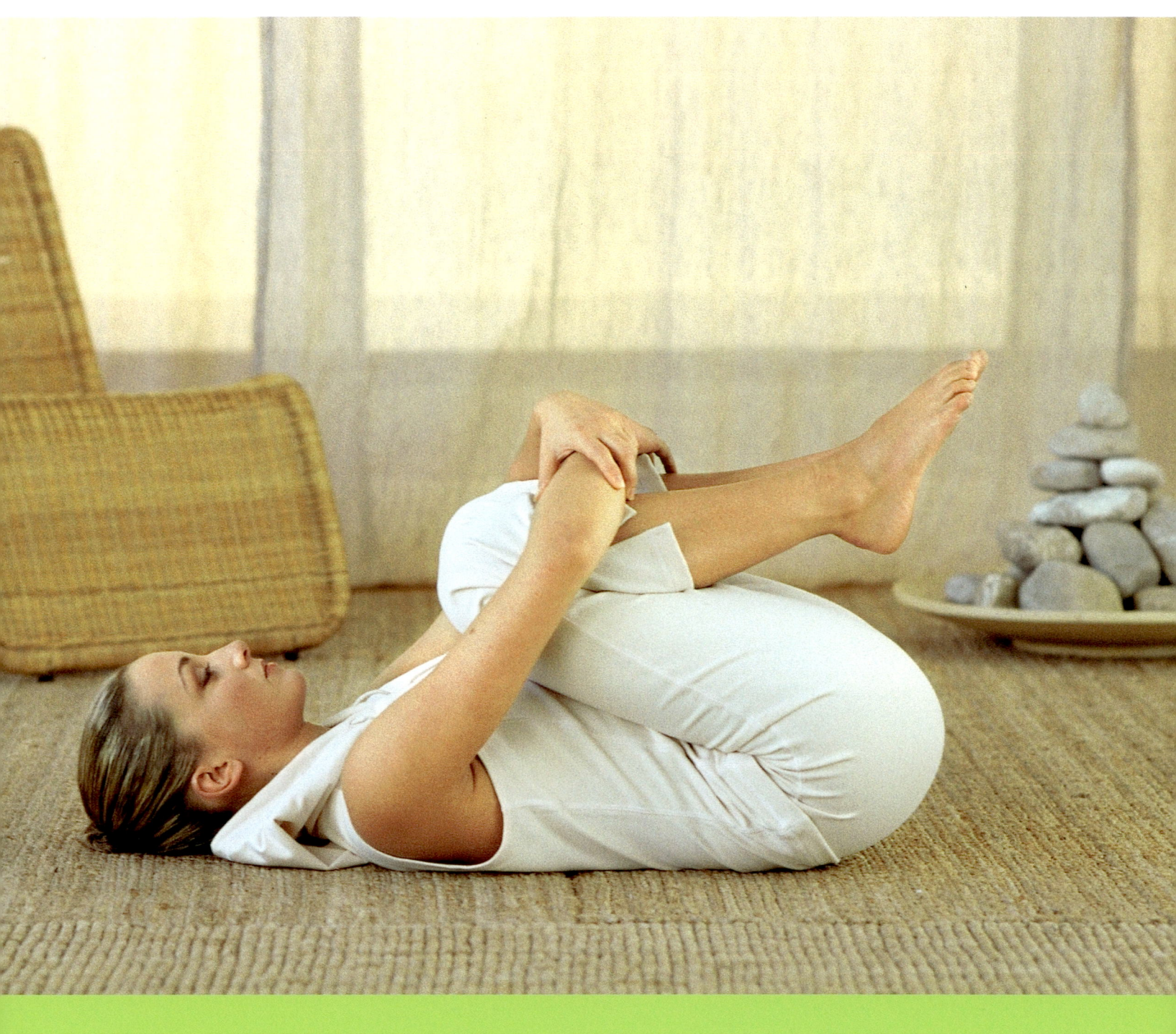

Übungen zum Ausklang

Runden Sie Ihr Training ab!

Ein Pilates-Mattenprogramm wird durch gezielte Entspannungs- und Dehnübungen abgerundet. So wie die Erwärmung zu einem gezielten Training gehört, so hat auch der Ausklang einen Sinn. Sie unterstützen damit die Regeneration Ihres Körpers, kommen für einige Minuten total zur Ruhe und können sich langsam wieder auf den Alltag einstellen. In den meisten Pilates-Büchern und auch in vielen Pilates-Stunden wird wenig Wert auf ein gezieltes Dehnungs- und Entspannungsprogramm gelegt. Das wurde auch von Joseph Pilates nicht explizit gefordert. Allerdings arbeitete er, wie Sie bereits wissen, hauptsächlich mit Tänzern, die neben dem Pilates-Training täglich Ihren Körper dehnen. Tun Sie das auch? Wenn nicht, sollten Sie sich nach jedem Pilates-Training 1 bis 2 der folgenden Übungen auswählen oder, wenn es Ihnen gut tut, alle 6 Übungen hintereinander durchführen. Und es wird Ihnen ganz bestimmt gut tun.

Päckchenstellung

Die Päckchenstellung, die Sie auf Seite 75 als Kapitelaufmacher sehen, ist eine der Entspannungspositionen, die fast allen Menschen gut tut. Wie steht es bei Ihnen?

■ Legen Sie sich entspannt auf den Rücken, ziehen Sie die Knie zum Oberkörper und umarmen Sie Ihre Beine. Der Kopf und die Schultern bleiben locker am Boden liegen.

■ Nun können Sie leicht von rechts nach links schaukeln oder kleine, gleichmäßige Kreise mit Ihrem Rücken ausführen. Die Bewegungen sollen gut tun und Ihren Rücken leicht massieren.

Der »Knopf«

Mit dieser Übung dehnen Sie Ihre Gesäßmuskulatur.

■ Stellen Sie in der Rückenlage Ihr rechtes Bein auf und legen Sie Ihren linken Fuß auf den rechten Oberschenkel. Das linke Knie zeigt nach außen.

■ Nun führen Sie Ihre linke Hand durch das »Loch im Knopf« (zwischen rechtem und linkem Ober-

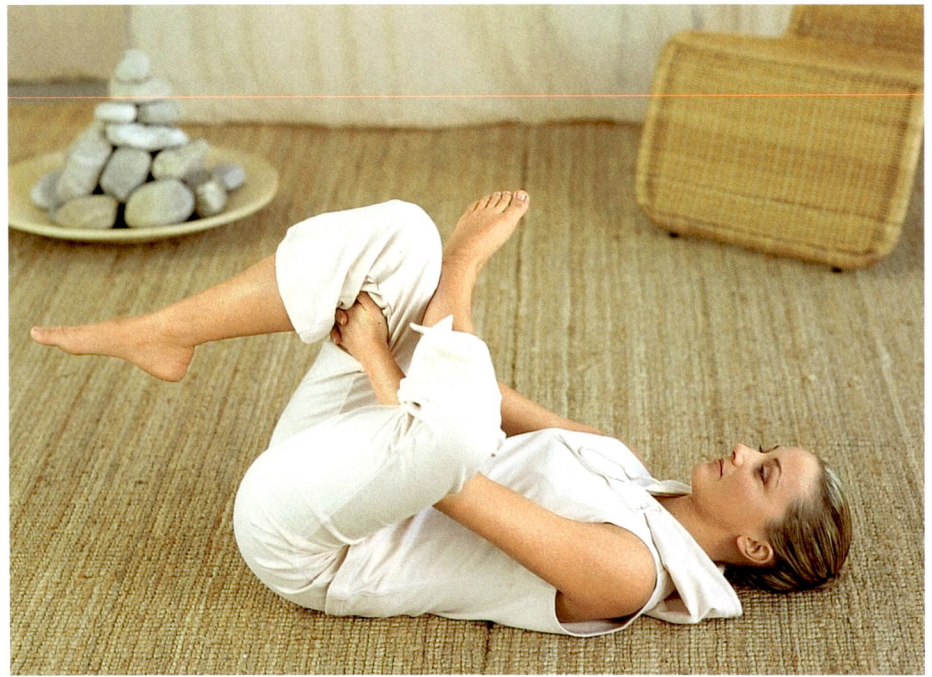

Der »Knopf«

schenkel). Die rechte Hand führen Sie von außen in die rechte Kniekehle und umfassen dann mit beiden Händen Ihren rechten Oberschenkel.

▬ Ziehen Sie vorsichtig die Beine zu Ihrem Oberkörper. Spüren Sie die Dehnung in Ihrer linken Gesäßhälfte bzw. im rückwärtigen linken Oberschenkel?

▬ Halten Sie diese Position für 30–40 Sekunden und wechseln Sie dann zum anderen Bein.

Zu Beginn Ihres Trainings kann diese Übung bei Ihnen noch leicht Schmerzen verursachen – das kommt daher, dass diese Muskeln oft verkürzt sind. Üben Sie regelmäßig.

»Ischis«

»Ischis« ist eine nette Abkürzung für die Muskeln, die die so genannte Ischiocrurale Muskelschlinge bilden, die vom unteren Rücken bis zu den Waden verläuft. Durch häufiges Sitzen und wenig Bewegung weist diese Muskulatur bei den meisten Menschen eine erhöhte Spannung auf.

▬ Heben Sie in der Rückenlage Ihr rechtes Bein gestreckt nach oben, legen Sie ein Thera-Band oder ein Handtuch auf die Fußsohle Ihres angezogenen Fußes und ziehen Sie das Bein vorsichtig zum Oberkörper. Dabei sollten die Hüften stabil bleiben. Halten Sie die Dehnposition für 30–40 Sekunden.

▬ Wechseln Sie dann zum anderen Bein.

Kopf-Knie-Stellung

Vielleicht kennen Sie diese Übung schon vom Yoga, aus der Wirbelsäulengymnastik oder vom Physiotherapeuten. Sie ist eine wichtige Dehnübung für Ihr Gesäß, die hinteren Oberschenkel und die Hüftbeuger.

▬ Ziehen Sie in der Rückenlage Ihr rechtes Knie zum Brustkorb.

▬ Gleichzeitig schieben Sie Ihr linkes Bein lang und gestreckt nach unten. Kopf, Schultern und Oberkörper bleiben völlig entspannt am Boden liegen.

▬ Halten Sie diese Position für 30–40 Sekunden und wechseln Sie dann zum anderen Bein.

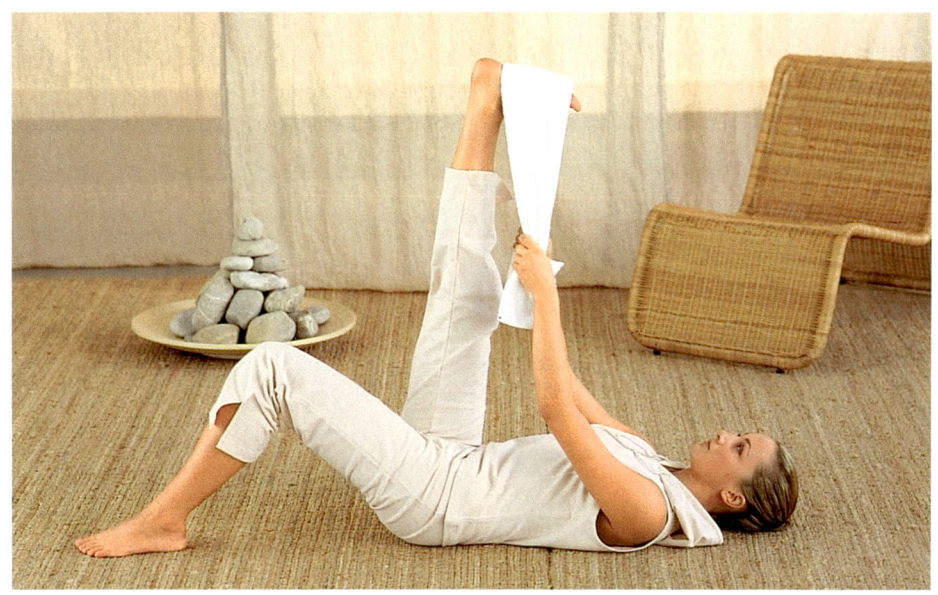

»Ischis«

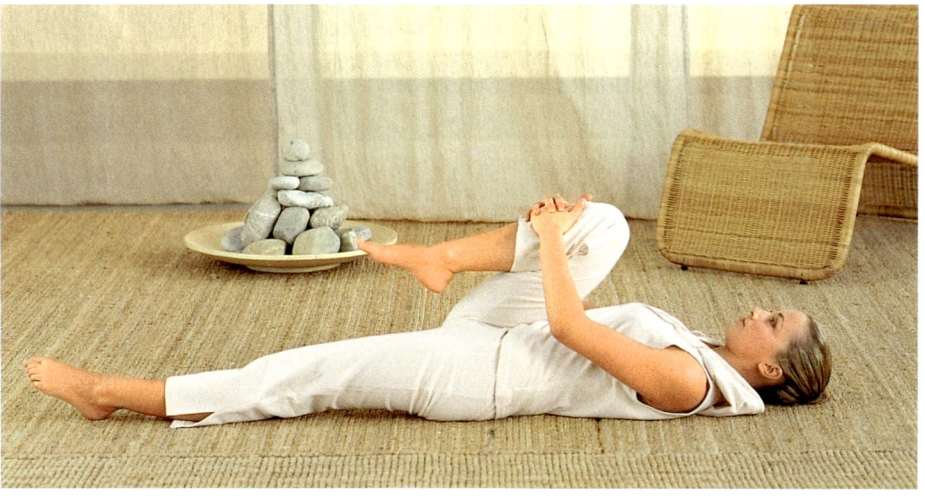

Kopf-Knie-Stellung

Sie können alle drei Übungen auch zu einer flüssigen Bewegungsfolge aneinander hängen. Dazu beginnen Sie in der Päckchenstellung, führen dann nacheinander jeweils 30–40 Sekunden die Übungen mit dem rechten Bein aus. Bevor Sie alles mit dem linken Bein wiederholen, erholen Sie sich für einen Moment in der Päckchenstellung. Ruhen Sie sich aus und dehnen Sie Ihren Körper.

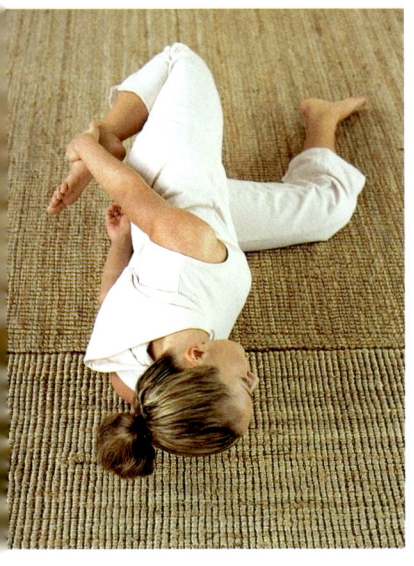

Rectus-Dehnung

Rectus-Dehnung

Die folgende Übung in der Seitlage dehnt den mittleren Anteil (musculus rectus femoris) des vierköpfigen Oberschenkelmuskels auf der Vorderseite des Beines und den Hüftbeuger – eine sehr wichtige Übung, wenn Sie Rückenbeschwerden haben.

■ Platzieren Sie in der Seitlage auf der rechten Seite liegend den rechten Arm hinter Ihrem Rücken. Das rechte Bein legen Sie im 90°-Winkel vor Ihre Hüfte.

■ Dann beugen Sie das linke Bein in Verlängerung des Oberkörpers nach hinten zum Gesäß. Fassen Sie Ihr linkes Bein oberhalb des Knöchels mit beiden Händen, schieben Sie Ihre Hüfte nach vorn und das linke Knie nach unten.

■ Wenn Sie die Übung richtig ausführen, spüren Sie die Dehnung an der Vorderseite Ihres linken Oberschenkels bis hoch zur linken Hüfte. Halten Sie diese Position für 30–40 Sekunden und wechseln Sie dann zur anderen Seite.

»Rutschhalte«

Mit der Rutschhalte dehnen Sie Ihren Oberkörper, die Schultern und die Brustmuskulatur. Vorsicht bei Schulterproblemen.

■ Rutschen Sie aus der Bankstellung mit den Händen weit nach vorn. Die Stirn legen Sie auf den Boden. Oberschenkel und Unterschenkel sollten einen 90°-Winkel bilden, das Powerhouse ist aktiviert.

■ Atmen Sie gleichmäßig und halten Sie diese Position für 30–40 Sekunden.

■ Setzen Sie sich dann zurück auf Ihre Fersen, legen Sie den Oberkörper auf Ihren Beinen ab und entlasten Sie Ihre Wirbelsäule für einen Moment. Dann wiederholen Sie die »Rutschhalte« noch einmal.

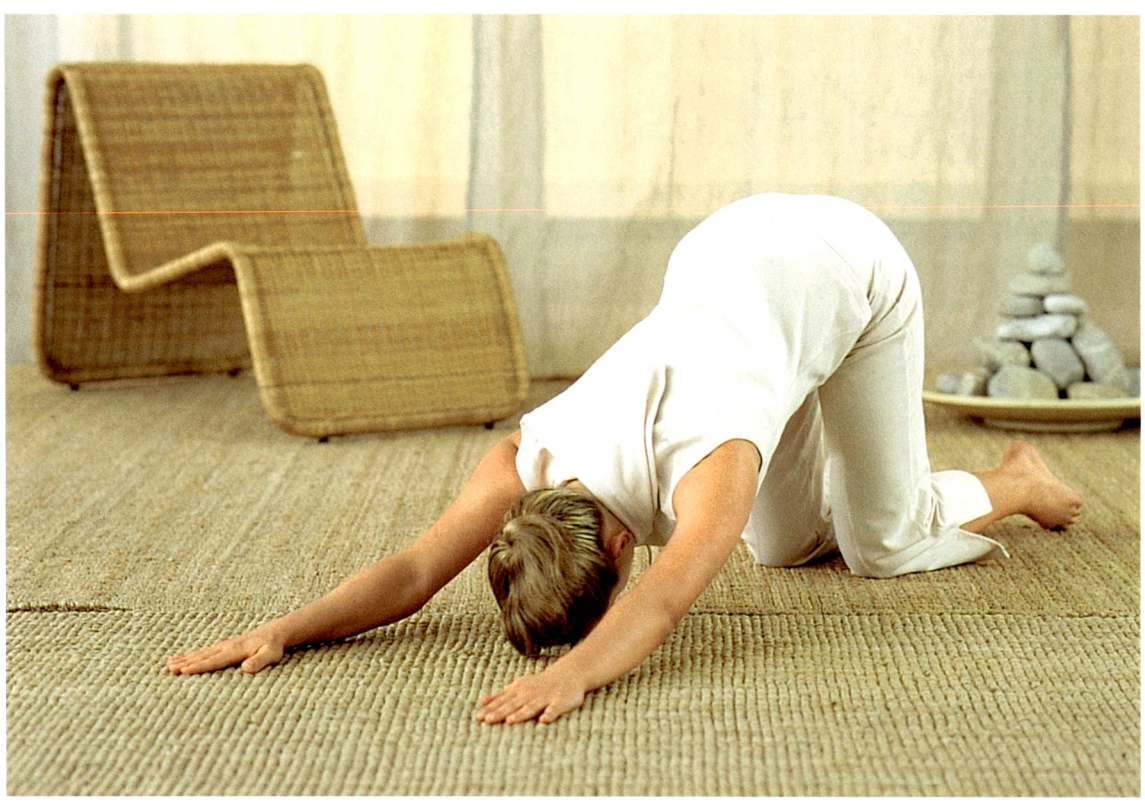

Rutschhalte

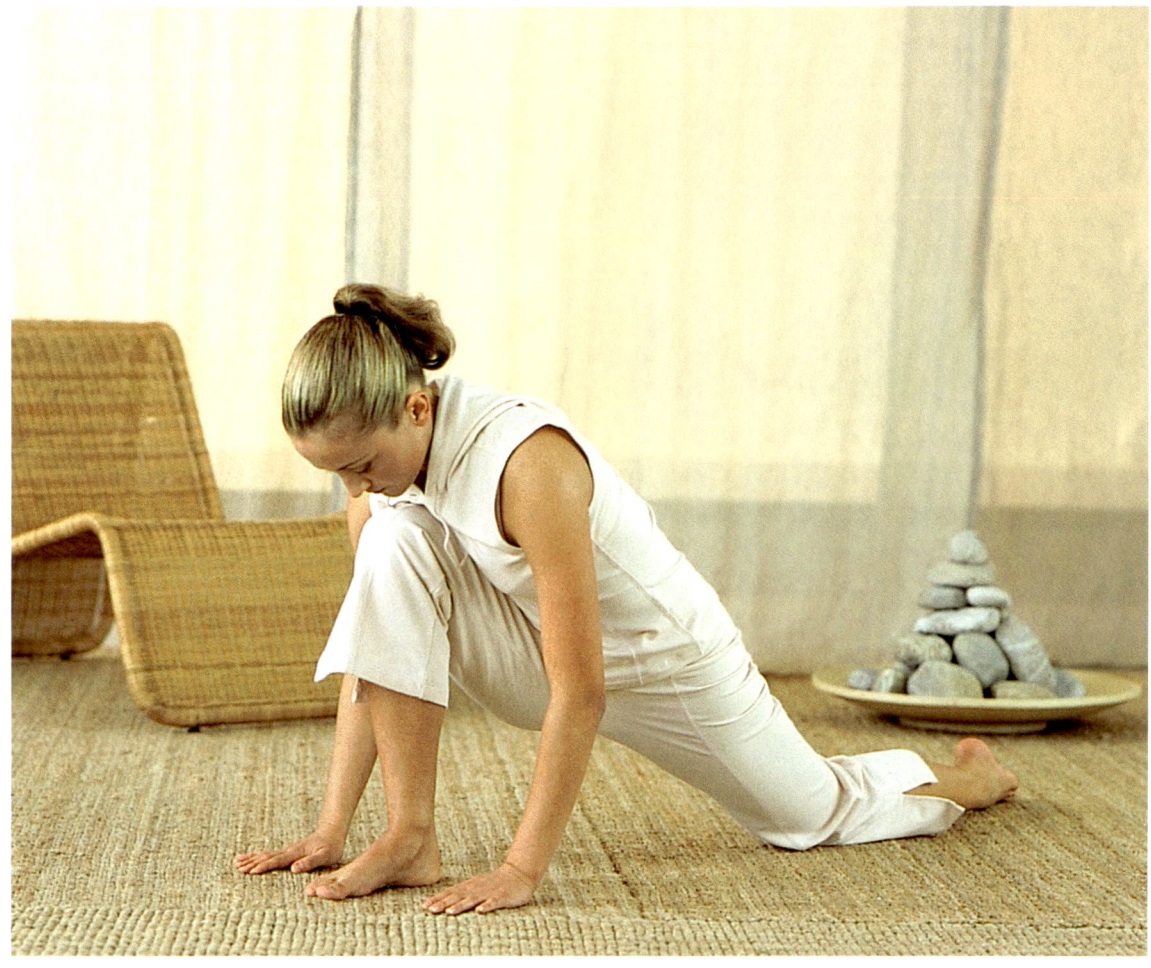

Ausfallschritt

Ausfallschritt

Die letzte Übung in unserem Ausklang dehnt einen der wichtigsten Muskeln unseres Körpers, den Hüftbeuger.

■ Gehen Sie dazu in den Ausfallschritt rechts. Das rechte Bein ist vorn aufgestellt (90°-Winkel im Knie) und das linke Bein nach hinten gestreckt, wobei der Unterschenkel am Boden aufliegt.

■ Legen Sie Ihren Oberkörper auf dem vorderen Bein ab und stützen Sie die Hände rechts und links von Ihrem vorderen Fuß auf.

■ Lassen Sie Ihr Becken nach unten hängen und dehnen Sie damit Ihren Hüftbeuger auf der linken Seite.

■ Halten Sie diese Position für 30—40 Sekunden und wechseln Sie dann zum anderen Bein.

Sie können die Übungen ab Seite 78 auch zu einer flüssigen Bewegungsfolge aneinander reihen. Dazu beginnen Sie mit der Rectus-Dehnung auf beiden Seiten, kommen danach über die Bankstellung in die »Rutschhalte«, gehen dann in den Ausfallschritt rechts, wieder in die Rutschhalte und zum Abschluss in den Ausfallschritt links. Von hier können Sie bequem zum Stand kommen und Ihre Trainingseinheit abschließen. Klopfen Sie sich auf die Schulter. Sie haben Ihr Ziel erreicht und etwas für Ihr Wohlbefinden und Ihre Gesundheit getan. Ich bin stolz auf Sie!

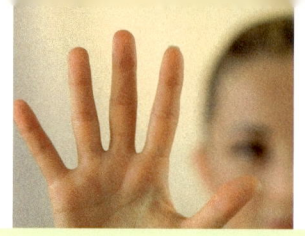

Die magischen Fünf

Pilates für
alle Gelegenheiten

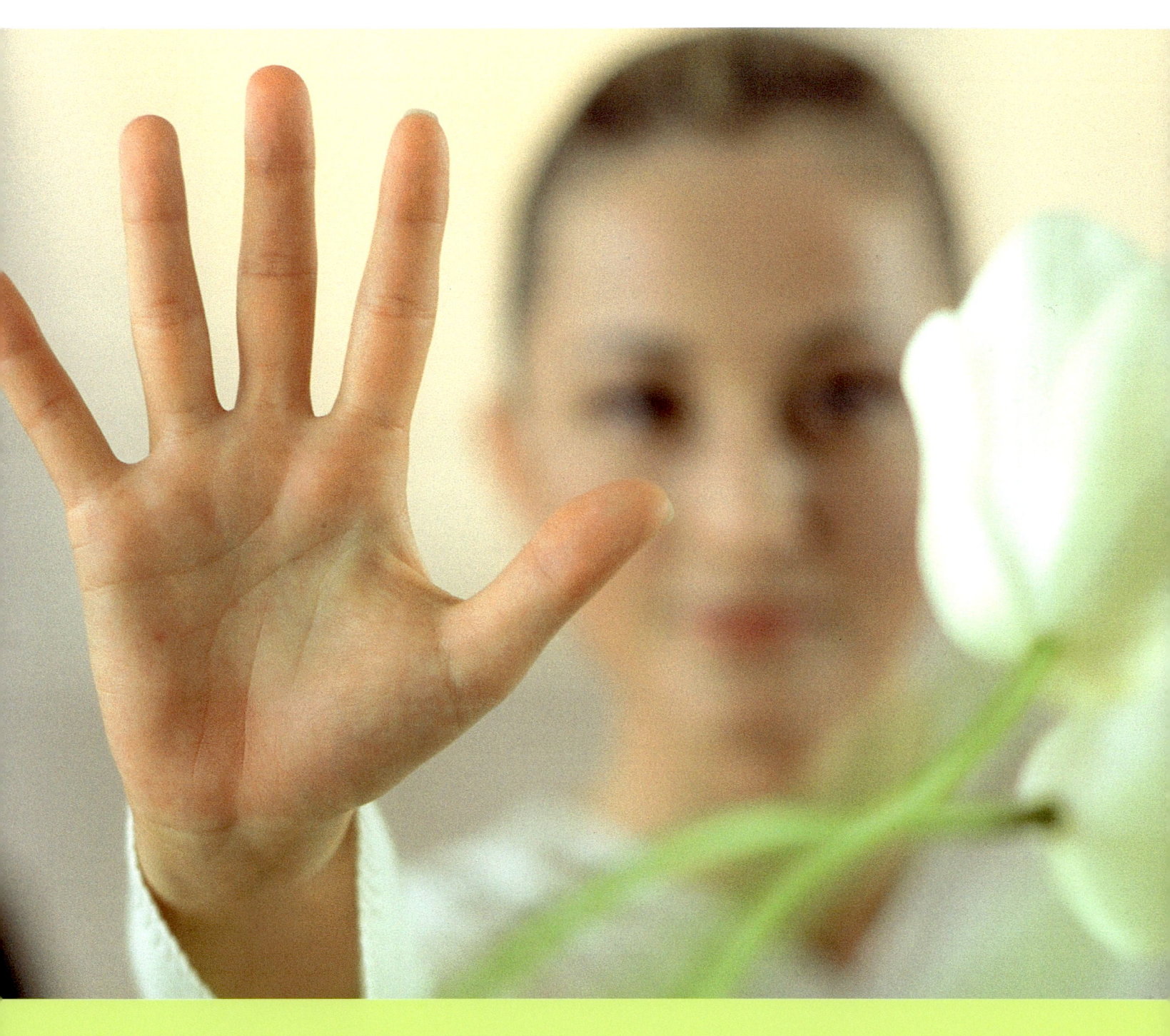

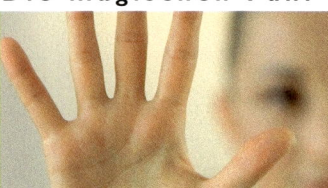

Pilates für den Rücken

... hält die Wirbelsäule mobil!

Die erste Übungsreihe der »magischen Fünf« besteht aus ausgewählten Pilates-Übungen, die Ihren Rücken stärken und Rückenschmerzen vorbeugen sollen. Vor oder auch nach einem harten Arbeitstag ausgeführt, werden Ihnen diese Übungen wie »Balsam für die Seele« vorkommen. Sie fühlen sich frisch und beweglich. Bei Beschwerden durch vorhandene Rückenerkrankungen sollten Sie vorher mit Ihrem Arzt oder Therapeuten sprechen.

1 »Rolling up« (S. 56/57)

Beginnen Sie im Sitzen mit angezogenen Beinen und legen Sie ein Thera-Band (ersatzweise Handtuch, Seil) um Ihre Fußsohlen. Atmen Sie tief ein und beginnen Sie beim Ausatmen mit der Abrollbewegung der Wirbelsäule nach hinten. Beim Einatmen richten Sie sich wieder auf. Mit jeder Abrollbewegung kommen Sie weiter zum Boden, bis Sie aus der Rückenlage die Endversion »Rolling up« 3- bis 5-mal durchführen können.

2 »Single Leg Stretch« (S. 50/51)

Bleiben Sie in der Rückenlage und führen Sie den »Single Leg Stretch« 5-mal wechselseitig durch, das heißt pro Atemzug einen Beinwechsel. Ruhen Sie sich danach für einige Minuten in der Päckchenstellung auf dem Rücken aus und schaukeln Sie leicht seitlich hin und her.

3 »Shoulder Bridge« (S. 54/55)

Stellen Sie nun Ihre Beine auf, legen Sie Ihre Arme neben Ihrem Körper ab, atmen Sie tief ein, aktivieren Sie beim Ausatmen Ihr Powerhouse und rollen Sie Ihr Becken langsam nach oben, bis Schultern, Becken und Knie eine Diagonale bilden. Halten Sie diese Position beim nächsten Einatmen und rollen Sie beim Ausatmen wieder nach unten ab. Führen Sie diese Version der »Shoulder Bridge« langsam und in gleichmäßigem Tempo 5- bis 8-mal aus. Konzentrieren Sie sich auf die Bewegung Ihrer Wirbelsäule. Nach Beendigung der Übung strecken Sie Ihre Beine lang zum Boden aus und drehen sich auf den Bauch.

4 »Swan Dive« (S. 58/59)

In der Bauchlage spannen Sie Ihre Beine fest an, legen Ihre Arme seitlich neben den Körper und die Stirn auf den Boden. Üben Sie nun den »Swan Dive« nach der Beschreibung in drei Stufen – pro Stufe 3 Wieder-

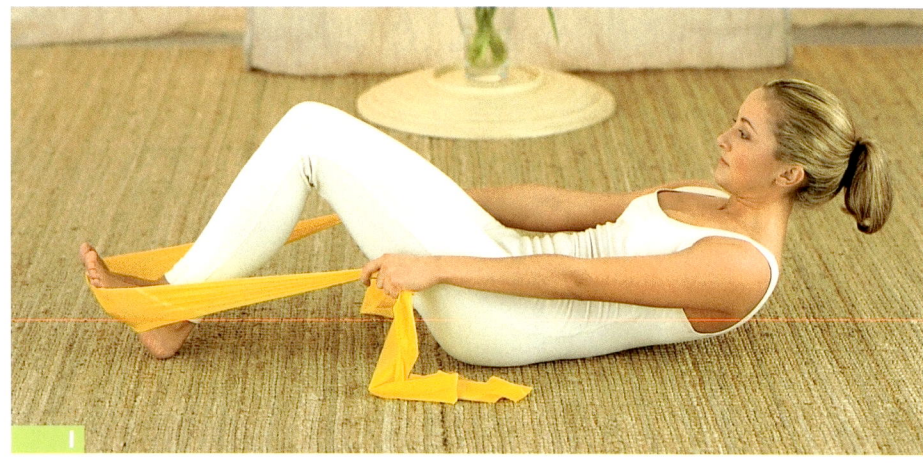

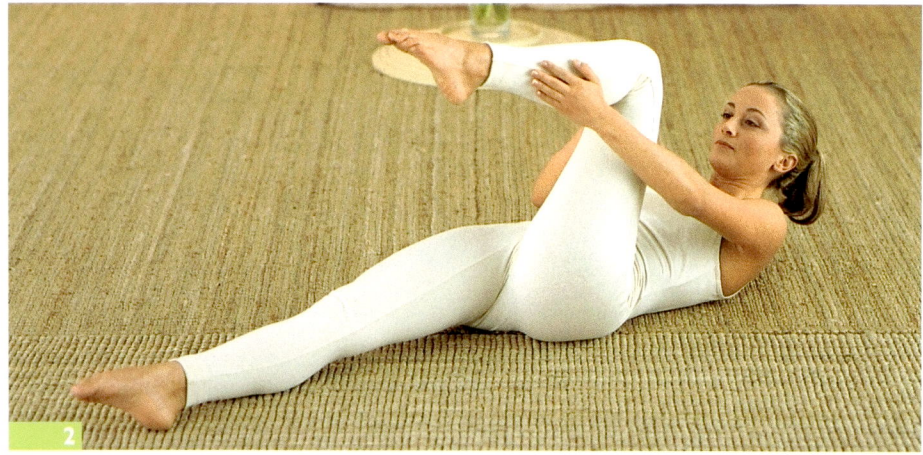

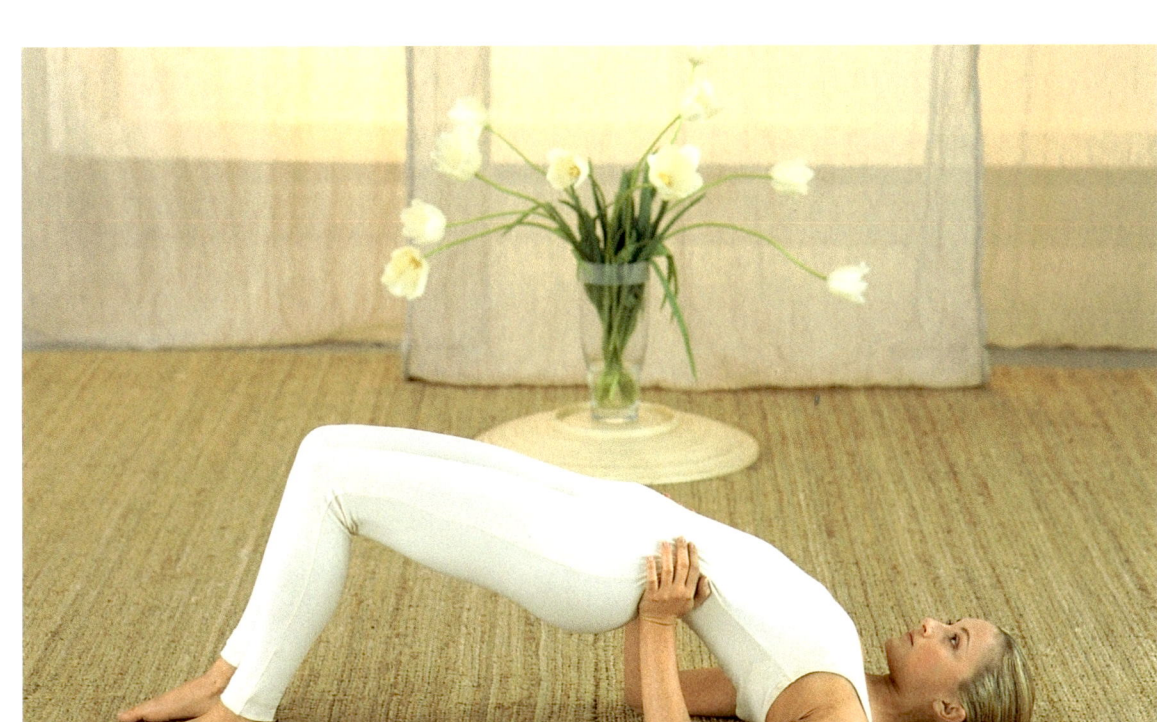

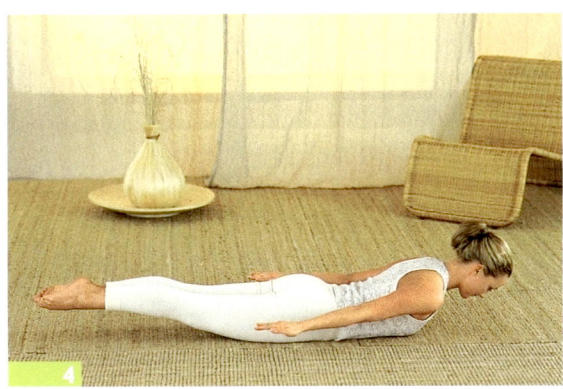

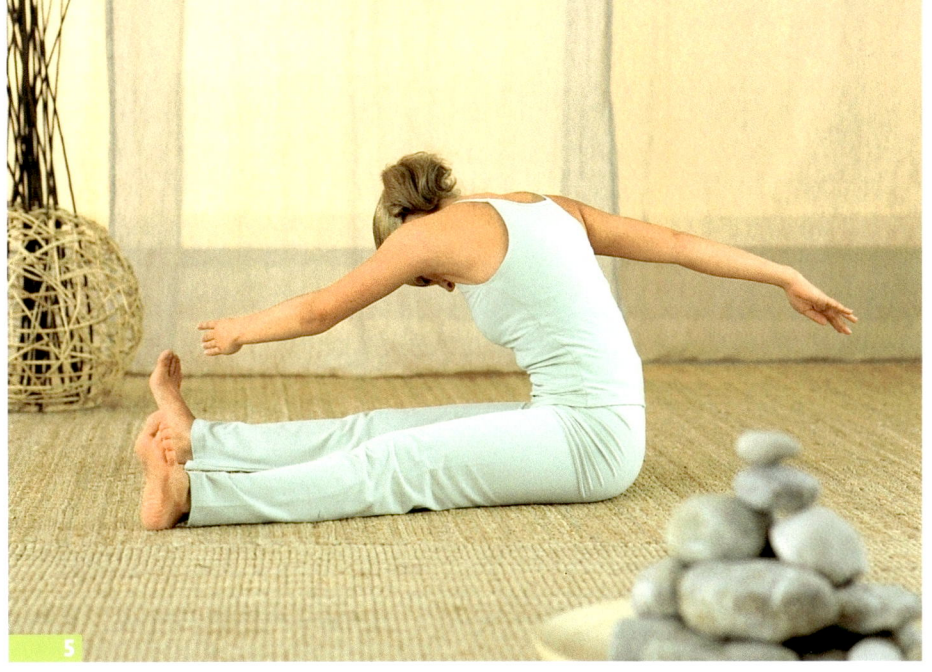

holungen. Setzen Sie sich nach der Übung zurück auf Ihre Füße und entlasten Sie Ihre Wirbelsäule. Richten Sie nach einigen Minuten Ihre Wirbelsäule auf und kommen Sie in den Sitz.

5 »**The Saw**« (S. 42/43)
Zum Abschluss dieser Übungsreihe führen Sie die »Säge« 3-mal zu jeder Seite durch.

Die magischen Fünf

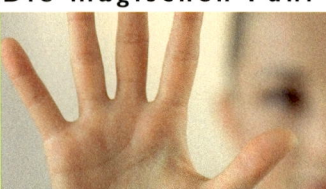

Pilates am Morgen

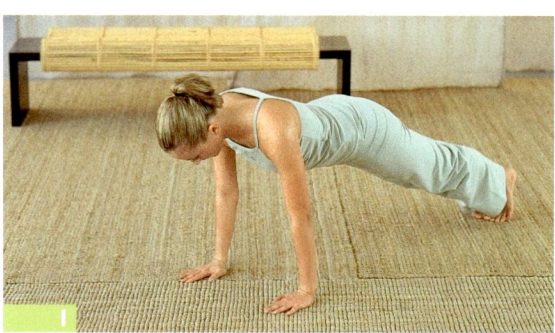

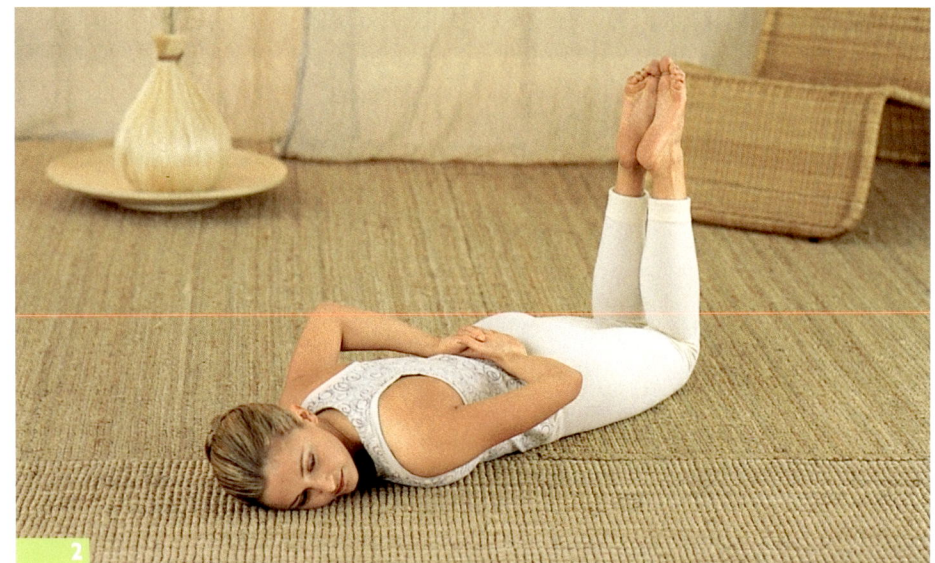

Eine kurze Pilates-Einheit am Morgen bringt Aktivität in Ihren müden Körper und Frische in Ihren Geist. Probieren Sie es aus.

Beginnen Sie das Training mit den Übungen »Arm-schwingen« und »Schultermobilisation« und führen Sie danach die folgenden »magischen Fünf« aus.

1 »Push up« (S. 70/71)

Führen Sie die Schritte 1–4 der Übung »Push up« 5-mal aus und senken Sie dabei Ihren Körper nach der

letzten Wiederholung in die Bauchlage nach unten. Drehen Sie Ihren Kopf zur Seite und legen Sie Ihre Hände auf Ihren Rücken. Ruhen Sie sich danach für einen Moment aus.

2 »Double Leg Kick« (S. 64/65)

Atmen Sie tief in Ihren Brustkorb ein und beginnen Sie, mit der Ausatmung in den Bewegungsablauf des »Double Leg Kick« zu kommen und führen Sie diese Übung 3-mal zu jeder Seite hin durch. Ruhen Sie sich für einen Moment aus.

3 »Side Leg Series« (S. 66/67)

Strecken Sie Ihren Körper lang, stützen Sie dabei die obere Hand vor dem Brustkorb auf und führen Sie »Variante 3« der Side Leg Serie, das Beinkreisen, je 5-mal in jede Richtung mit dem oberen Bein aus. Halten Sie Ihren Körper stabil. Wechseln Sie dann zur anderen Seite. Nach dem Beinkreisen nehmen Sie in der Rückenlage die Päckchenstellung ein. Ruhen Sie sich für einige Minuten aus.

4 »Rolling like a Ball« (S. 44/45)

Atmen Sie in der Päckchenstellung tief ein, aktivieren Sie beim Ausatmen Ihr Powerhouse und heben Sie Kopf und Schultern an. Dann beginnen Sie vorsichtig auf dem Rücken vor und zurück zu schaukeln. Vergrößern Sie ganz allmählich die Bewegungsamplitude, bis Sie zum Sitz aufrollen können und führen Sie dann 5-mal die End-version der Übung »Rolling like a Ball« durch. Beenden Sie die Übung im Sitz.

5 »Spine Twist«(S. 40/41)

Nun folgt die letzte Übung dieser Serie. Führen Sie den Spine Twist wechselseitig 3- bis 5-mal durch. Achten Sie auf eine flüssige Bewegungsausführung und lassen Sie Ihrer Wirbelsäule Zeit zum Aufwachen.

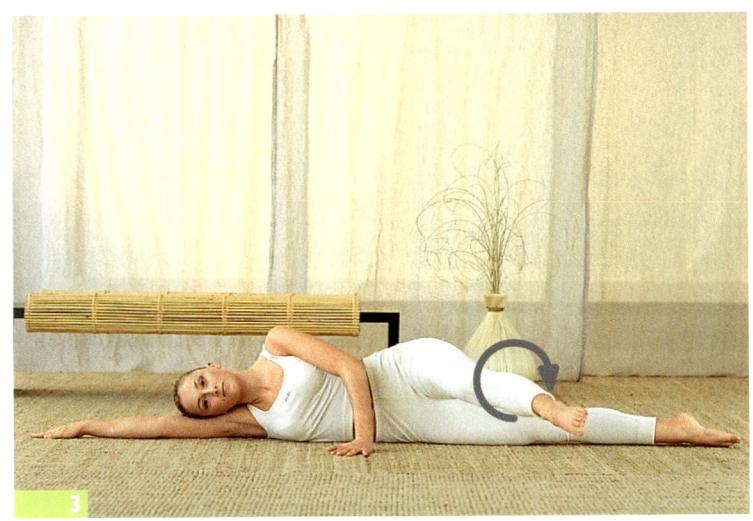

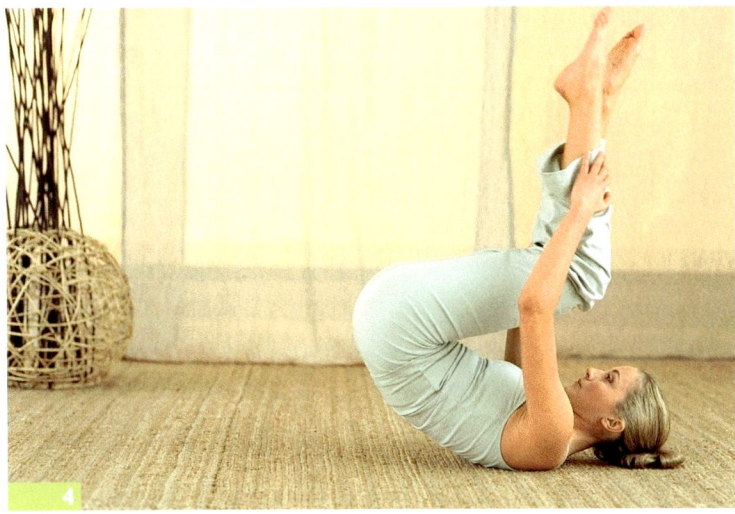

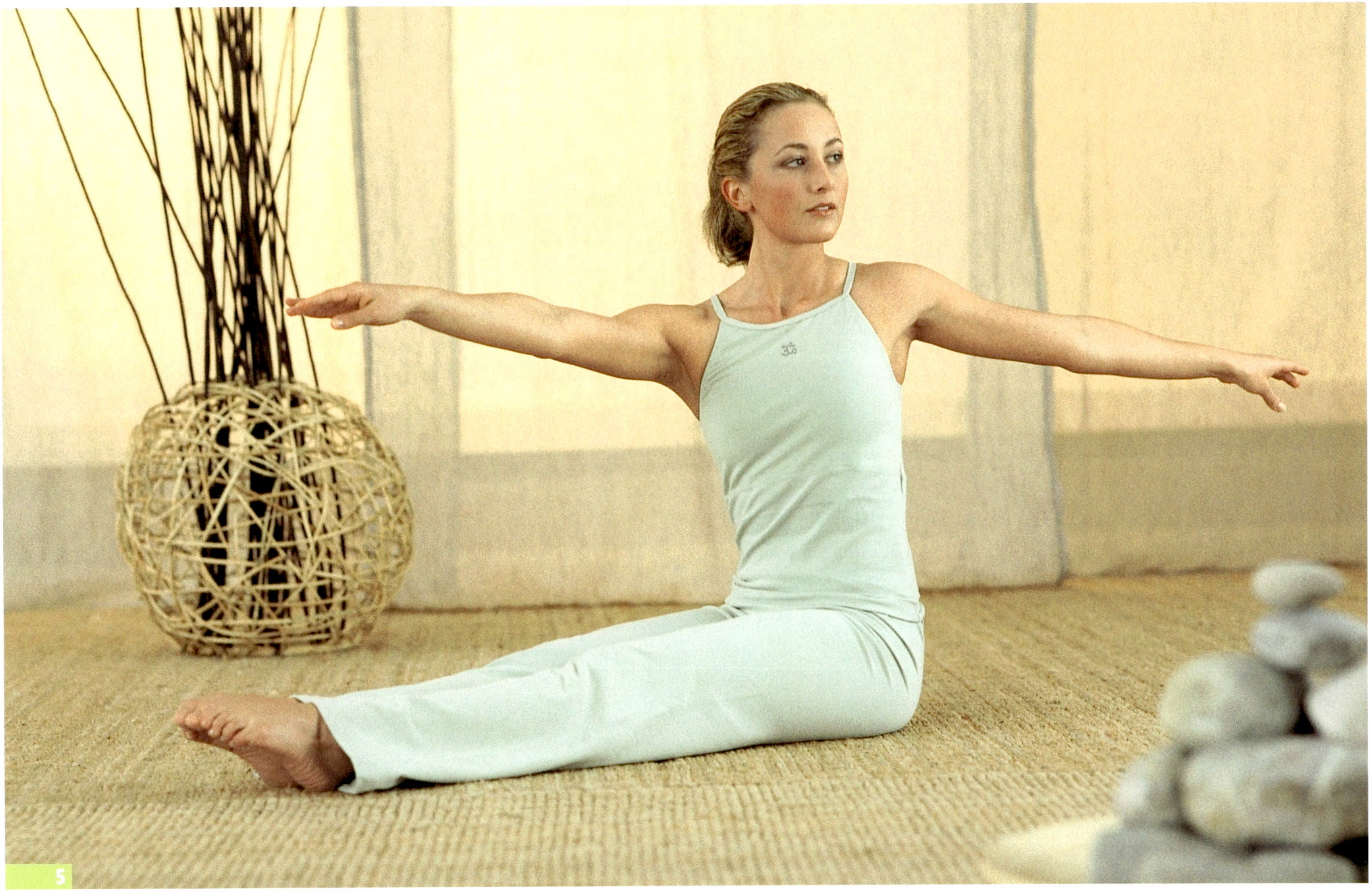

Die magischen Fünf

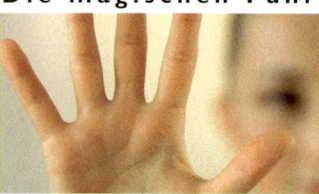

Pilates am Abend

... schafft den Übergang zu Ruhe und Entspannung!

Mit der folgenden »magischen Übungsreihe« können Sie nach einem anstrengenden Arbeitstag Körper und Geist etwas Gutes tun. Lösen Sie Spannungen und Blockaden, kommen Sie zur Ruhe. Suchen Sie einen Ihrer Lieblingsplätze auf, lauschen Sie angenehmer Musik und genießen Sie die Zeit für sich alleine – es sei denn, es findet sich ganz spontan ein Trainingspartner.

1 Variation »Rolling up« (S. 56/57)

Beginnen Sie im Sitzen mit angezogenen Beinen. Atmen Sie tief ein und beginnen Sie beim Ausatmen mit der Abrollbewegung der Wirbelsäule nach hinten. Beim Einatmen richten Sie sich wieder auf. Mit jeder Abrollbewegung kommen Sie weiter zum Boden. Beenden Sie diese Variation des »Rolling up«, wenn Sie mit einer flüssigen Bewegung in der Rückenlage angekommen sind. Die Anzahl der Wiederholungen bestimmen Sie. Lassen Sie sich Zeit und konzentrieren Sie sich auf jeden Abschnitt Ihrer Wirbelsäule. In der Rückenlage nehmen Sie Ihre Arme über den Kopf und strecken Ihren Körper lang.

2 »Leg Circle« (S. 48/49)

Legen Sie nun die Arme seitlich neben Ihren Körper und strecken Sie das rechte Bein zum Boden. Atmen Sie tief ein, strecken Sie beim Ausatmen das linke Bein senkrecht nach oben und führen Sie je 5 Kreise nach außen und nach innen durch. Konzentrieren Sie sich auf die Atmung und verlängern Sie in Gedanken Ihr Bein nach oben. Denken Sie an den Pinsel. Wechseln Sie dann zum anderen Bein. Nach dem Kreisen mit dem rechten Bein entspannen Sie sich in der Päckchenstellung.

3 »Criss Cross« (S. 52/53)

Strecken Sie nach einigen Minuten der Entspannung in Rückenlage Ihre Beine zum Boden aus und legen Sie Ihre Hände unter den Kopf. Dann führen Sie die Übung

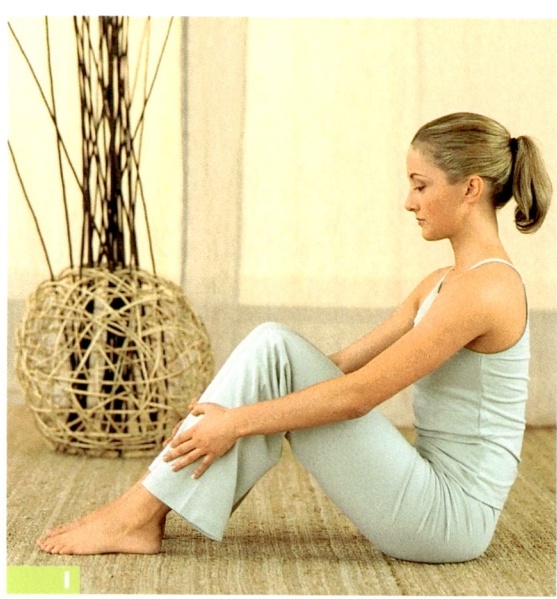

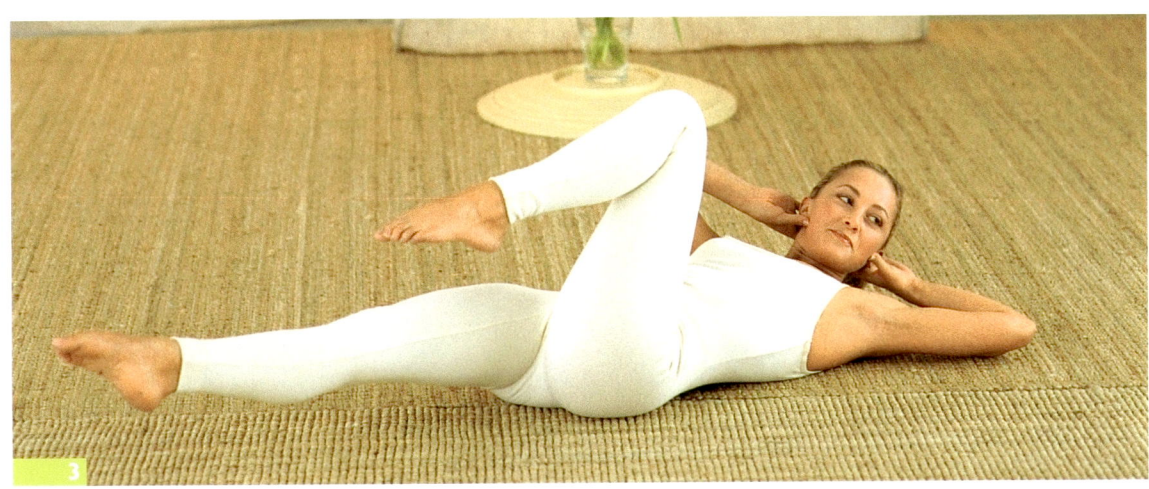

»Criss Cross« 5-mal wechselseitig durch, das heißt: pro Atemzug einen Beinwechsel. Nach Beendigung der Übung strecken Sie Ihren Körper lang auseinander und drehen sich anschließend auf den Bauch.

4 »Swan Dive« (S. 58/59)

Spannen Sie Ihre Beine fest an, legen Sie Ihre Arme seitlich neben den Körper und die Stirn auf den Boden. Führen Sie die Übung »Swan Dive« in der Endversion 5- bis 8-mal durch. Ihr Atemrhythmus bestimmt die Bewegung. Setzen Sie sich nach der Übung zurück auf Ihre Füße und entlasten Sie Ihre Wirbelsäule. Richten Sie nach einigen Minuten Ihre Wirbelsäule auf und kommen Sie in den Sitz.

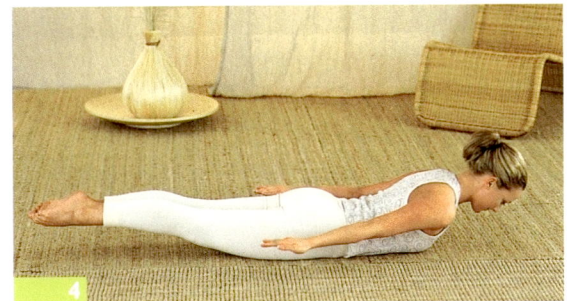

5 »Rolling like a Ball« (S. 44/45)

Stellen Sie Ihre Beine an, legen Sie Ihre Hände seitlich an Ihre Unterschenkel und richten Sie Ihre Wirbelsäule ganz bewusst auf. Beginnen Sie dann mit »Rolling like a Ball« und führen Sie 3–5 Wiederholungen durch. Danach lassen Sie die Schaukelbewegung auf Ihrem Rücken ganz allmählich »einschlafen«, sodass Sie in der Päckchenstellung auf dem Rücken enden. Strecken Sie Ihre Beine zum Boden aus, legen Sie die Arme neben Ihren Körper und schließen Sie die Augen. Wandern Sie mit Ihren Gedanken in Ihren Körper, genießen Sie die Ruhe und die Entspannung. Lassen Sie sich Zeit zum Aufwachen und stehen Sie langsam auf.

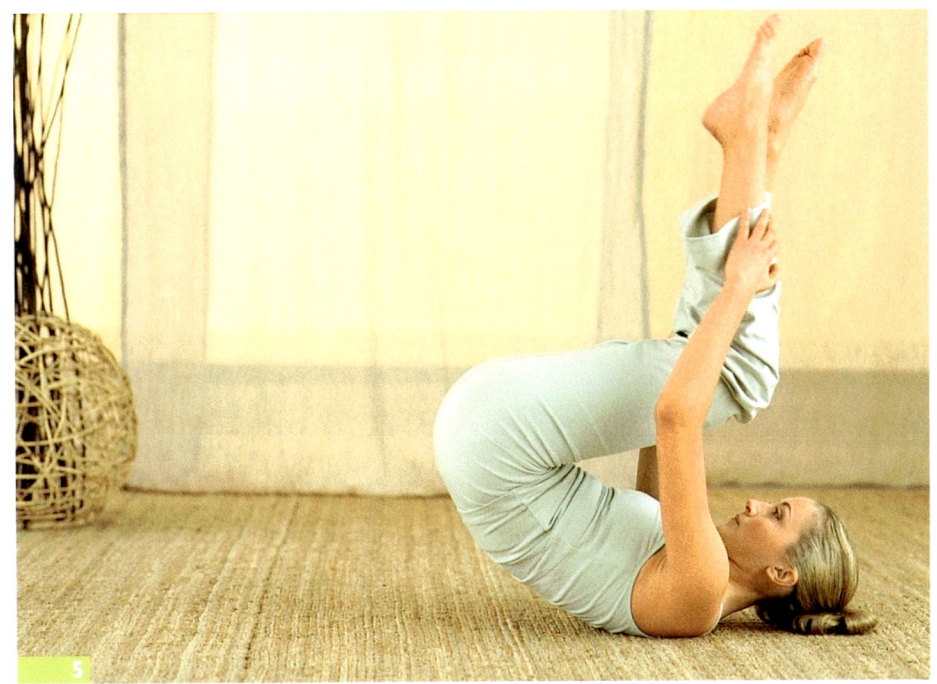

Die magischen Fünf

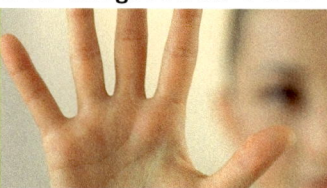

Pilates für Einsteiger

... ermöglicht ein neues Körpergefühl!

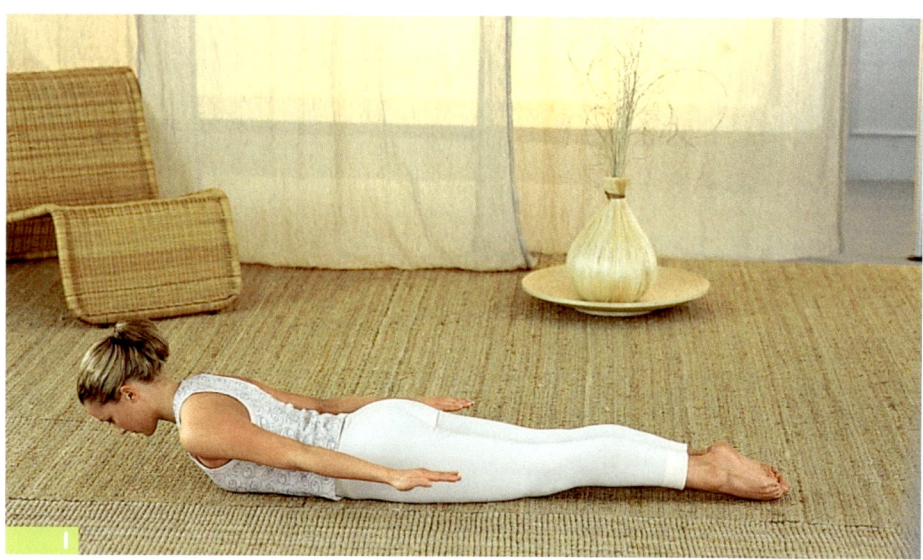

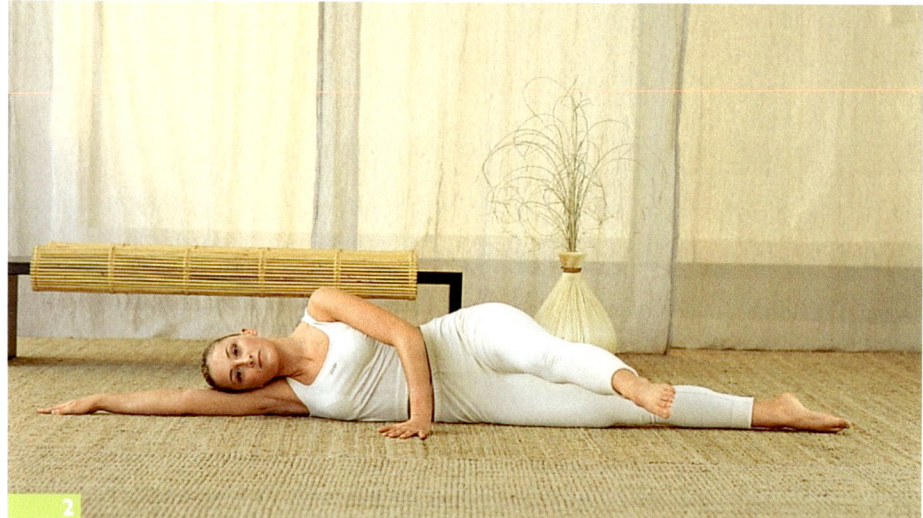

Wenn Sie noch keine Erfahrung mit Pilates haben, kann Ihnen die folgende Übungsreihe helfen, eine gute Basis zu schaffen. Schauen Sie sich die Übungen nochmals genau an und konzentrieren Sie sich hauptsächlich auf die Atmung und eine korrekte Übungsausführung.

Führen Sie zu Beginn der Trainingseinheit immer die vorbereitenden Übungen durch. Aus der letzten Übung »Rolling down« krabbeln Sie mit den Händen nach vorn in die »Tischposition«, legen sich auf den Bauch und beginnen dann mit der ersten Übung:

1 »Swan Dive« (S. 58/59)
Führen Sie Stufe I und Stufe II des »Swan Dive« je 5-mal aus. Drehen Sie danach Ihren Kopf zur Seite, lassen Sie Ihre Beine locker und ruhen Sie sich für einige Minuten aus. Drehen Sie sich dann auf eine Seite.

2 »Side Leg Series« (S. 66/67)
Strecken Sie Ihren Körper lang, stützen Sie die obere Hand vor dem Brustkorb auf und führen Sie »Variante I und II« der Side Leg Serie je 5-mal aus. Halten Sie Ihren Körper stabil. Dann wechseln Sie zur anderen Seite und rollen sich zum Schluss der Übung auf den Rücken.

3 »The Hundred – easy« (S. 46/47)
In der Rückenlage heben Sie Ihre Beine im 90°-Winkel an, atmen tief ein, aktivieren bei der Ausatmung Ihr Powerhouse und heben gleichzeitig Kopf, Schultern und Arme an. Führen Sie dann die »Push-Bewegung« der Arme in 2–3 Atemzyklen aus und legen Sie Ihren Oberkörper und die Arme beim Ausatmen zurück auf den Boden. Stellen Sie Ihre Beine nacheinander ab und entlasten Sie Ihre Wirbelsäule für einen Moment. Wiederholen Sie diesen Ablauf 1- bis 2-mal.

4 »Rolling like a Ball« (S. 44/45)
Ziehen Sie in der Rückenlage Ihre Knie zum Oberkörper, umfassen Sie Ihre Beine, aktivieren Sie beim Ausatmen Ihr Powerhouse und heben Sie Ihren Kopf hoch. Schaukeln Sie sich nun ganz allmählich nach oben zum Sitz.

5 »Spine Stretch« (S. 38/39)

Führen Sie die Übung »Spine Stretch« 5- bis 6-mal durch. Konzentrieren Sie sich auf die Atmung und lassen Sie die Bewegung fließen.

Nach den Übungen können Sie sich noch für einige Minuten in der Rückenlage entspannen. Sie können mit Ihren Gedanken eine »Reise« durch den Körper antreten. Beginnen Sie bei den Füßen und wandern Sie dann mit Ihren Gedanken Schritt für Schritt hoch bis zum Kopf. Wie fühlt sich Ihr Körper an? Spüren Sie nach. Nehmen Sie Ihren Körper wahr.

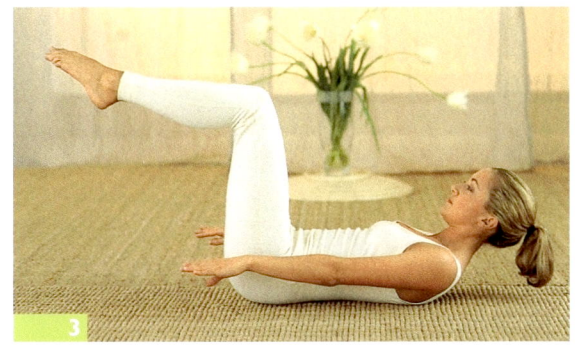

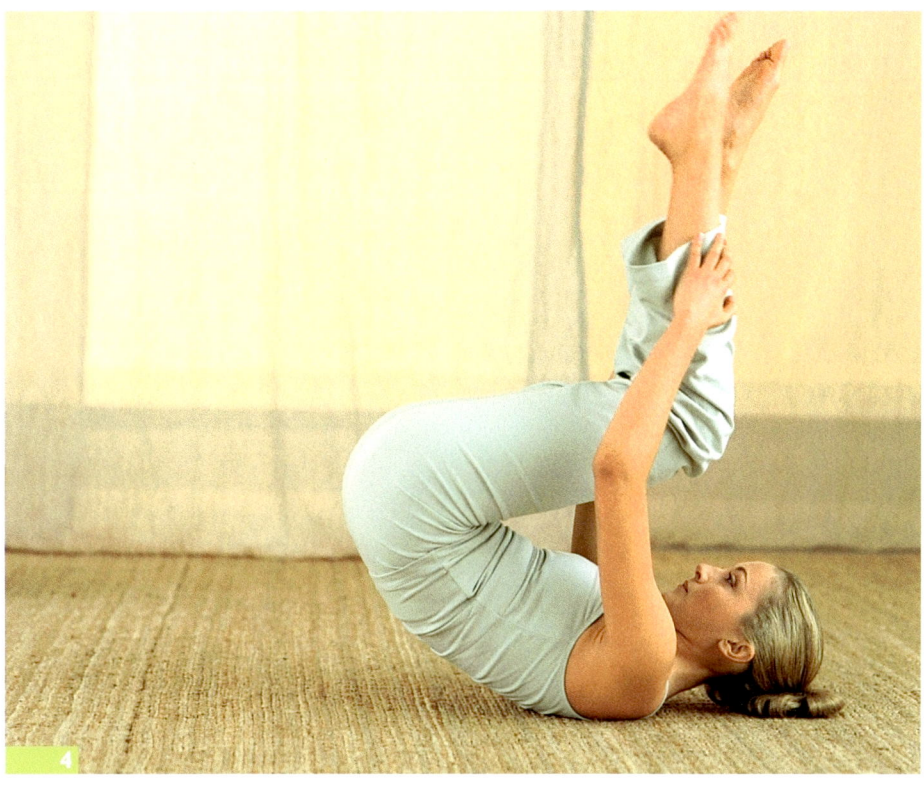

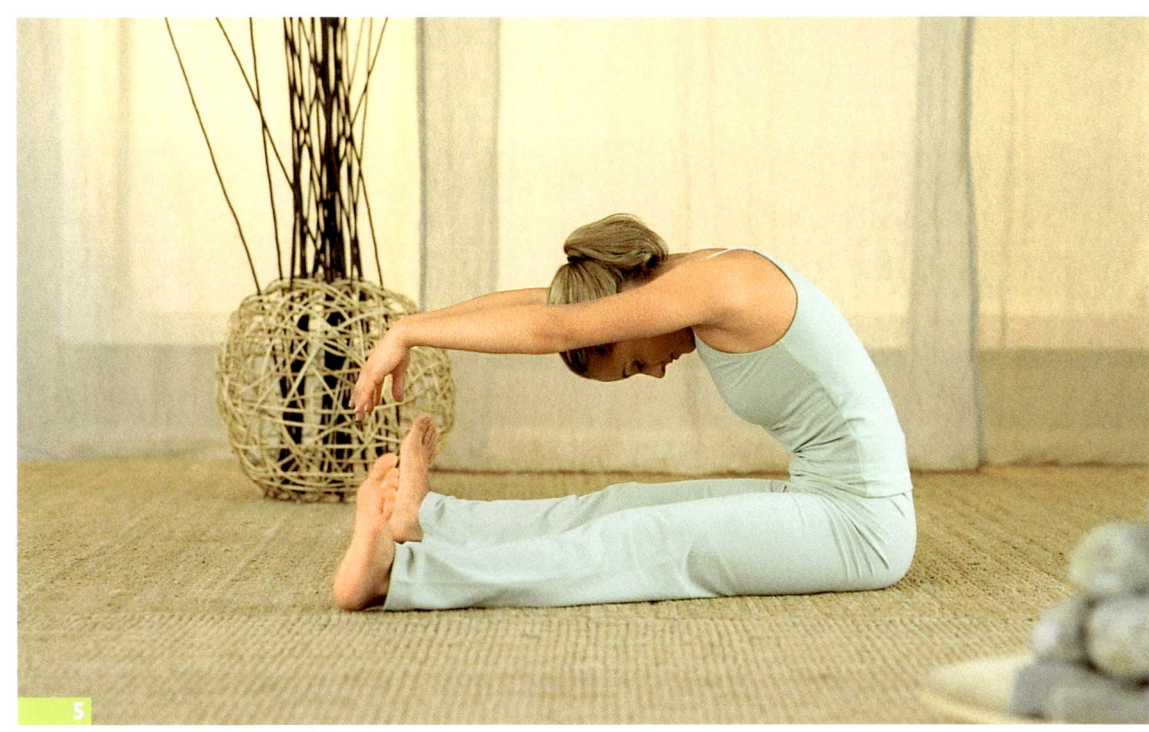

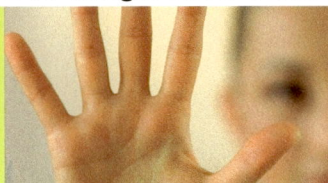

Pilates für Fortgeschrittene

... eine große Herausforderung!

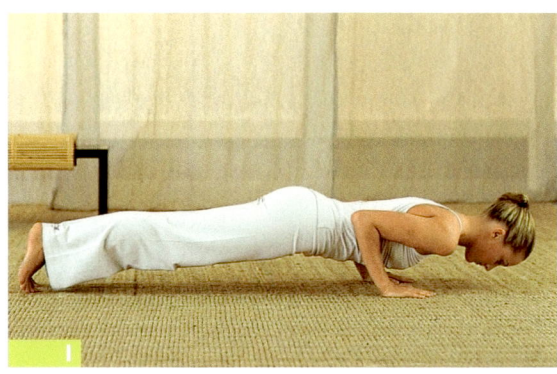

Wenn Sie die folgende Übungsreihe ohne Probleme durchführen können, gehören Sie zu den fortgeschrittenen »Pilatis«. Sie sollten als Pilates-Einsteiger einige Monate trainiert haben, bevor Sie sich an die komplette Serie wagen. Tasten Sie sich langsam an die fortgeschrittenen Übungen heran. Viel Erfolg!

1 **»Push up«** (S. 70/71)

Gehen Sie nach einigen Wiederholungen des »Rolling down« (siehe S. 34) flüssig in den »Push up« über. Führen Sie den gesamten Bewegungsablauf 3-mal mit jeweils 3 »Push ups« in der »Tischposition« durch. Konzentrieren Sie sich auf eine präzise Bewegungsausführung, halten Sie Ihr Powerhouse stabil und atmen Sie ruhig und gleichmäßig. Am Ende der Übung senken Sie Ihren Körper langsam in die Bauchlage ab.

2 **»Single Leg Kick«** (S. 62/63)

Legen Sie Ihre Arme lang nach vorn und schieben Sie Ihre angespannten Beine nach unten. Führen Sie nun die Übung »Single Leg Kick« 3-mal auf jeder Seite aus. Achten Sie auf eine stabile Körpermitte. Setzen Sie sich nach der Übung zurück auf Ihre Fersen (Päckchenstellung) und entlasten Sie die Wirbelsäule für einen Moment. Gehen Sie dann in den seitlichen Sitz – die Ausgangsstellung für den »Side Bend«.

3 **»Side Bend«** (S. 68/69)

Aus dem seitlichen Sitz strecken Sie Ihren Körper 3- bis 4-mal mit der Übung »Side Bend«. Halten Sie Ihr Gleichgewicht und konzentrieren Sie sich auf die Diagonale, die von Ihren Füßen bis zur Hand des gestreckten Armes zieht. Nach Beendigung der Übung rutschen Sie in die Seitlage und rollen anschließend auf den Rücken.

4 **»The Hundred«** (S. 46/47)

Führen Sie nun die Endversion »The Hundred« mit gestreckten Beinen durch. Versuchen Sie sich an 5–10 Atemzyklen (1 Atemzyklus = 1 Einatmung mit 5 Pumpbewegungen + 1 Ausatmung mit 5 Pumpbewegungen). Kommen Sie nach der Übung über die Seitlage zurück zum »Side Bend« auf der anderen Seite und führen Sie auch hier 3–4 Wiederholungen aus. Danach kommen Sie für die letzte Übung wieder in die Rückenlage.

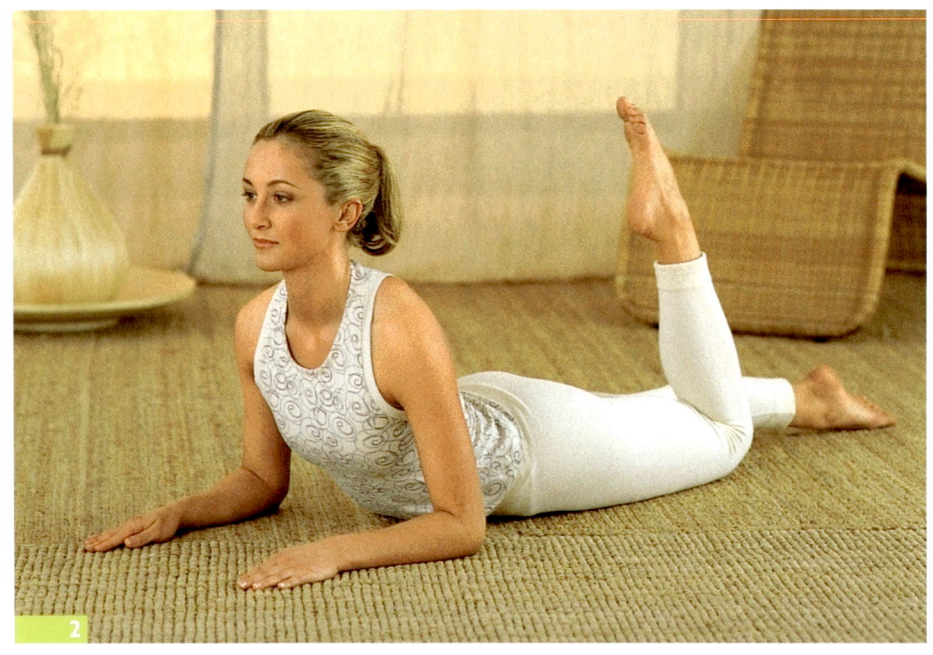

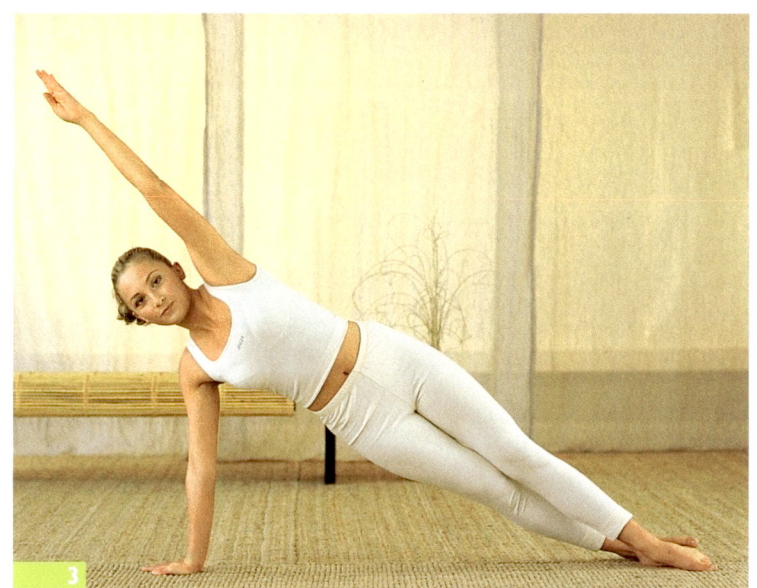

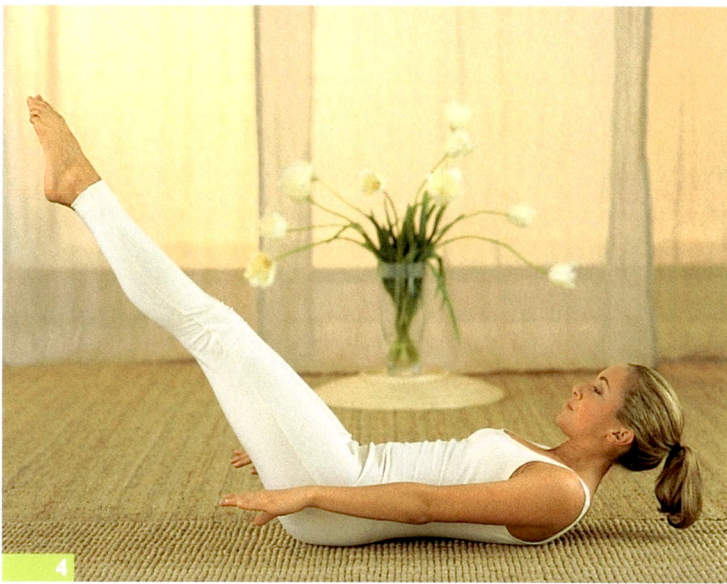

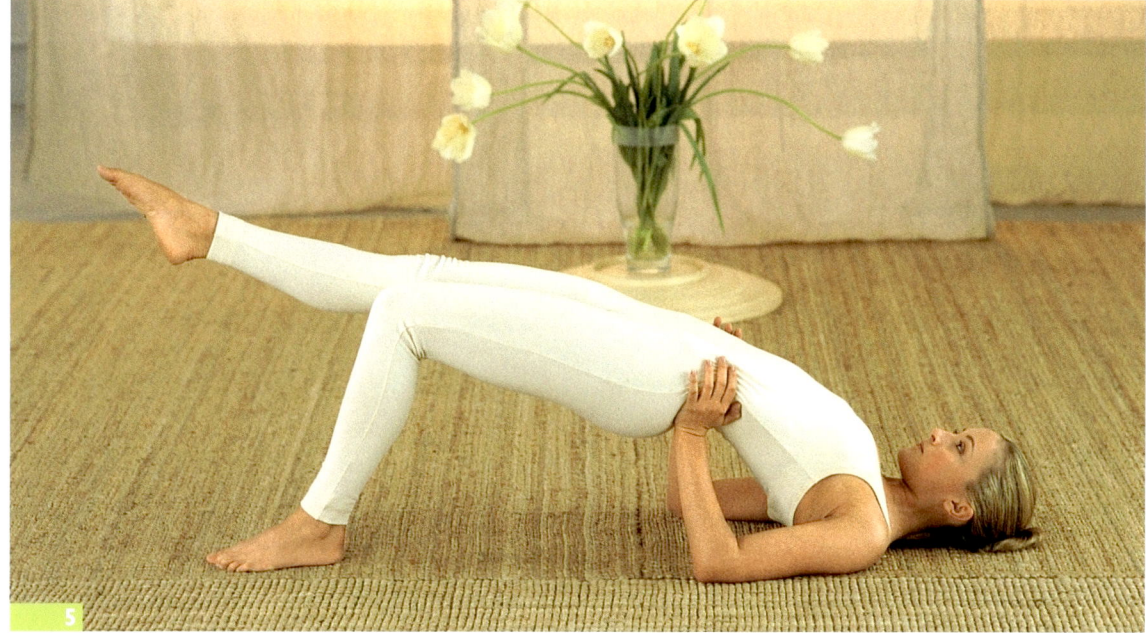

5 »Shoulder Bridge«
(S. 54/55)

Die »Shoulder Bridge« ist die letzte Herausforderung für Sie in dieser fortgeschrittenen Pilates-Einheit. Nehmen Sie die Herausforderung an? Wenn ja, dann führen Sie die Übung beidseitig je 2- bis 3-mal aus.

Herzlichen Glückwunsch, Sie haben es geschafft! Ruhen Sie sich nun noch für einige Minuten in der Rückenlage mit geschlossenen Augen aus. Sie können stolz auf sich sein.

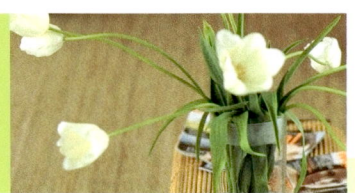

Übersicht Pilates-Matwork

Übungen im Sitz

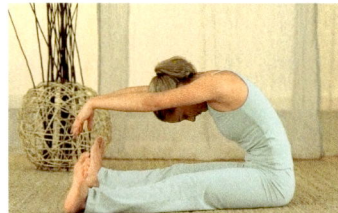

Spine Stretch (S. 38/39)

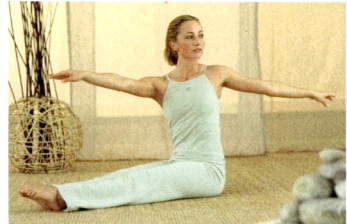

Spine Twist (S. 40/41)

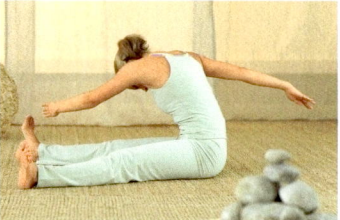

The Saw (S. 42/43)

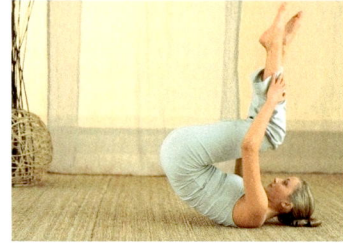

Rolling like a Ball (S. 44/45)

Übungen in der Rückenlage

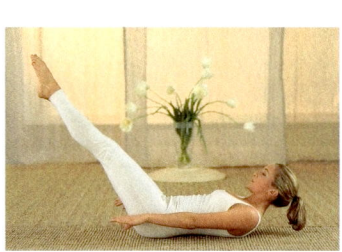

The Hundred (S. 46/47)

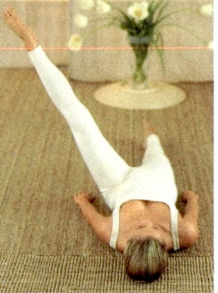

Leg Circle (S. 48/49)

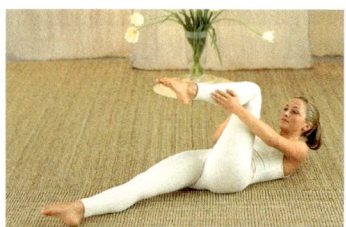

Single Leg Stretch (S. 50/51)

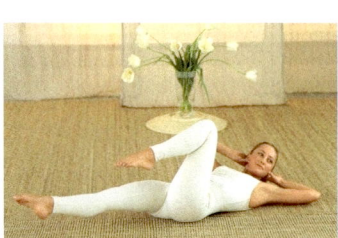

Criss Cross (S. 52/53)

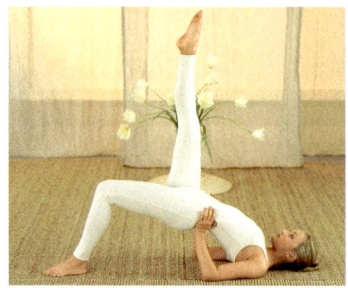

Shoulder Bridge (S. 54/55)

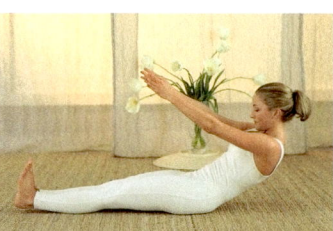

Rolling up (S. 56/57)

Übungen in der Bauchlage

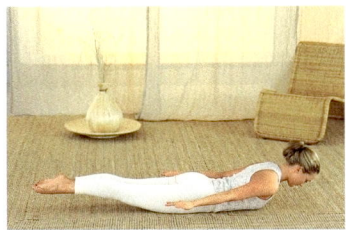

Swan Dive (S. 58/59)

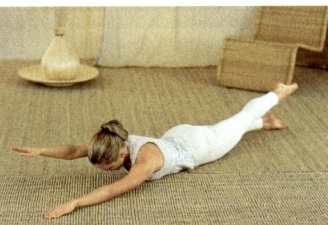

Swimming (S. 60/61)

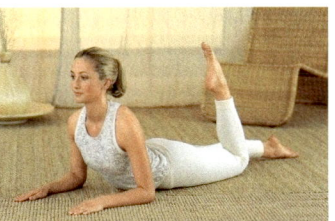

Single Leg Kick (S. 62/63)

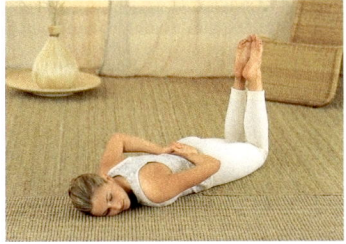

Double Leg Kick (S. 64/65)

Übungen in der Seitlage

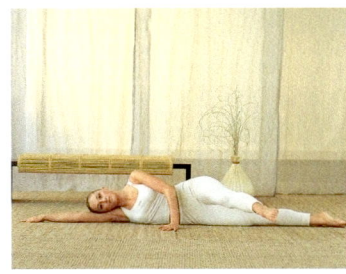

Side Leg Series (S. 66/67)

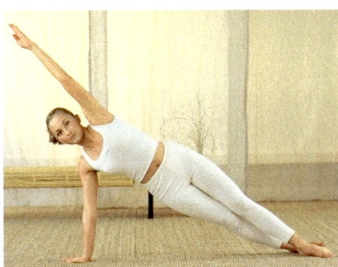

Side Bend (S. 68/69)

Übungen im Stütz

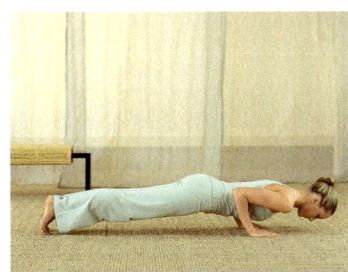

Push up (S. 70/71)

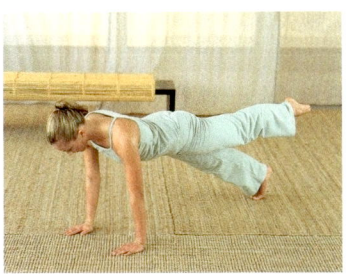

Leg Pull Prone (S. 72/73)

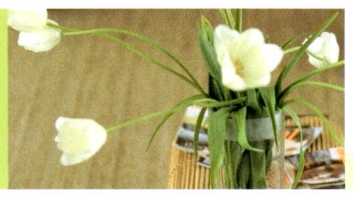

Register

Danke

Ein großes Dankeschön geht an meine vielen Klienten, Kursteilnehmer, Schüler und Studenten, die mir im Laufe der Jahre die Möglichkeit gaben, Erfahrungen zu sammeln und mir so viel positives Feedback gaben. Einen Dank an die Lektoratsleiterin Sabine Schulz, die mir dieses Projekt anvertraute, an meine Lektorin Maritta Kremmler für die gute Unterstützung und an meine Herstellerin Ruth Bost für die grafische Umsetzung.

Dank gilt auch Herrn Hart für die wunderschönen Fotos und Ariane Leposa, die hervorragende Modellarbeit geleistet hat.
Meinem »Versuchskaninchen« Biggi Ertel möchte ich für die guten Tipps und Anmerkungen zu den Übungsbeschreibungen danken; nicht vergessen möchte ich meinen Mann Ronny Moriabadi, der mir stets hilfreich zur Seite stand und meine Tiefs und Hochs während des Schreibens geduldig ertragen hat. Danke!

Bibliographische Information der Deutschen Bibliothek

Die Deutsche Bibliothek verzeichnet diese Publikation in der Deutschen Nationalbibliographie; detaillierte bibliographische Daten sind im Internet über http://dnb.ddb.de abrufbar.

BLV Verlagsgesellschaft mbH

München Wien Zürich
80797 München

© 2004 BLV Verlagsgesellschaft mbH, München

Hinweis

Das vorliegende Buch wurde sorgfältig erarbeitet. Dennoch erfolgen alle Angaben ohne Gewähr. Weder Autorin noch Verlag können für eventuelle Nachteile oder Schäden, die aus den im Buch vorgestellten Informationen resultieren, eine Haftung übernehmen.

Danksagung

Wir bedanken uns bei der Firma Danskin für die freundliche Unterstützung und die Einkleidung unseres Models.

Wir bedanken uns bei »LebensWerte«, Augustenstr. 33, 80331 München, für die freundliche Unterstützung unserer Fotoproduktion.

Bildnachweis

Alle Fotos von Sammy Hart, München,
außer: Illuscope: S. 17;
gettyimages/Susan Schiff Faludi/Stringer: S. 11
Grafik S. 21: Jörg Mair, Herrsching; Illustrationen
»Visualisierungen«: Joanna Hegemann, Hamburg
Umschlaggestaltung: Joko Sander Werbeagentur, München
Umschlagfotos: Sammy Hart, München

Lektorat: Maritta Kremmler
Herstellung: Ruth Bost
Layoutkonzept Innenteil: Sabine Fuchs, Riemerling
Satz und Layout: Buch & Konzept Anne Wehland, München

Gedruckt auf chlorfrei gebleichtem Papier

Printed and bound in Germany
ISBN 3-405-16731-0

Damit Sie in Bestform kommen!

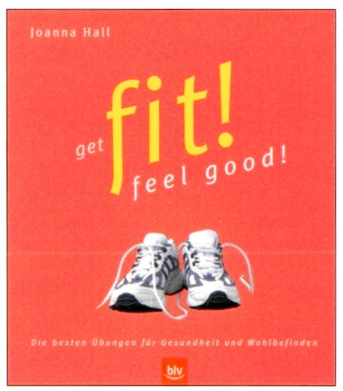

Joanna Hall
Get fit! Feel good!
Gesundheit und Wohlbefinden für Körper, Geist und Seele: effektive Übungen für jeden Fitness-Level und Tipps für mehr Bewegung im Alltag; mit Rezepten für Menüs und Snacks.

Carolin Schricker /
Dr. med. Walter Eichinger /
Prof. Dr. med. Rüdiger Lange
Walking
Walking für verschiedene Zielgruppen, sportmedizinische Grundlagen, Training, Technik; Variationen – z. B. Nordic-, Aqua- und Power-Walking; Ausrüstung und Ernährung.

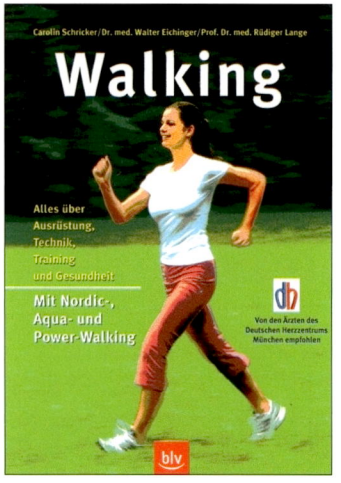

BLV aktiv + gesund
Lothar Schwarz / Markus Schwarz
Herz-Kreislauf-Training
Zur Vorbeugung und Rehabilitation: Tipps für Ausdauersportarten, Dehn- und Kräftigungsprogramme mit Hinweisen für Herzpatienten.

Ronny und Uschi Moriabadi
Lazy Fitness
Der Start in ein aktiveres Leben – das Programm für mehr Bewegung im Alltag: Übungen zum Aufwachen, für eine bessere Atmung, für Autofahrer, bei Verspannungen, für Herz und Kreislauf, für den Urlaub usw.

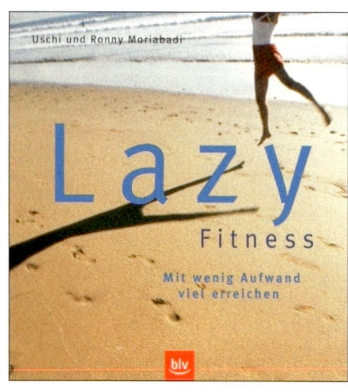

BLV Sportpraxis Top
Dagmar Sternad
Richtig Stretching
Mehr Körperbewusstsein, bessere Atmung und Entspannung mit Stretching: Anatomie, Physiologie, Training, Übungen für alle Muskelgruppen.

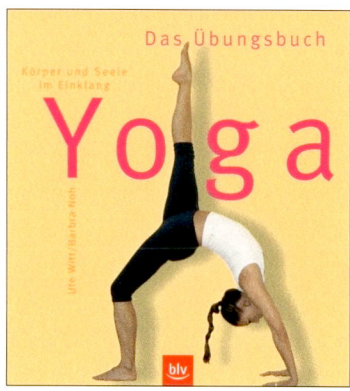

Ute Witt / Barbra Noh
Yoga – Das Übungsbuch
Die besten Übungen der verschiedenen Yoga-Ausrichtungen – undogmatisch vermittelt und in attraktiver Optik präsentiert: Grundlagen, Geschichte, Atmung, Meditation; rund 70 Asanas (Körperhaltungen) mit Anleitung und Wirkung; mit vier Übungsprogrammen.

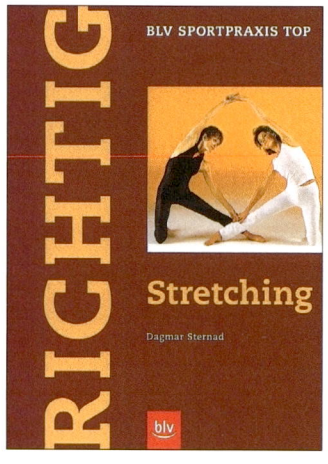

Dr. med. Thomas Wessinghage
Laufen
Der Lauf-Klassiker – komplett überarbeitet; neue Erkenntnisse zu Lauftechnik, Ausrüstung, Training; Laufen und Gesundheit mit aktuellen Forschungsergebnissen der Sportmedizin; Termine von Marathonläufen weltweit.

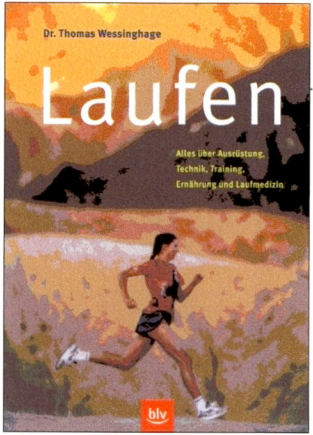

BLV Sportpraxis Top
Wolfgang Mießner
Richtig Trainieren mit der Pulsuhr
Herzfrequenz-kontrolliertes Training mit der Pulsuhr; sportbiologische und sportmedizinische Grundlagen.

BLV Sportpraxis Top
Wolfgang Mießner
Richtig Body-Styling
Den Körper formen durch Muskel- und Cardiotraining: Grundlagen, Trainingspraxis, Regeneration.